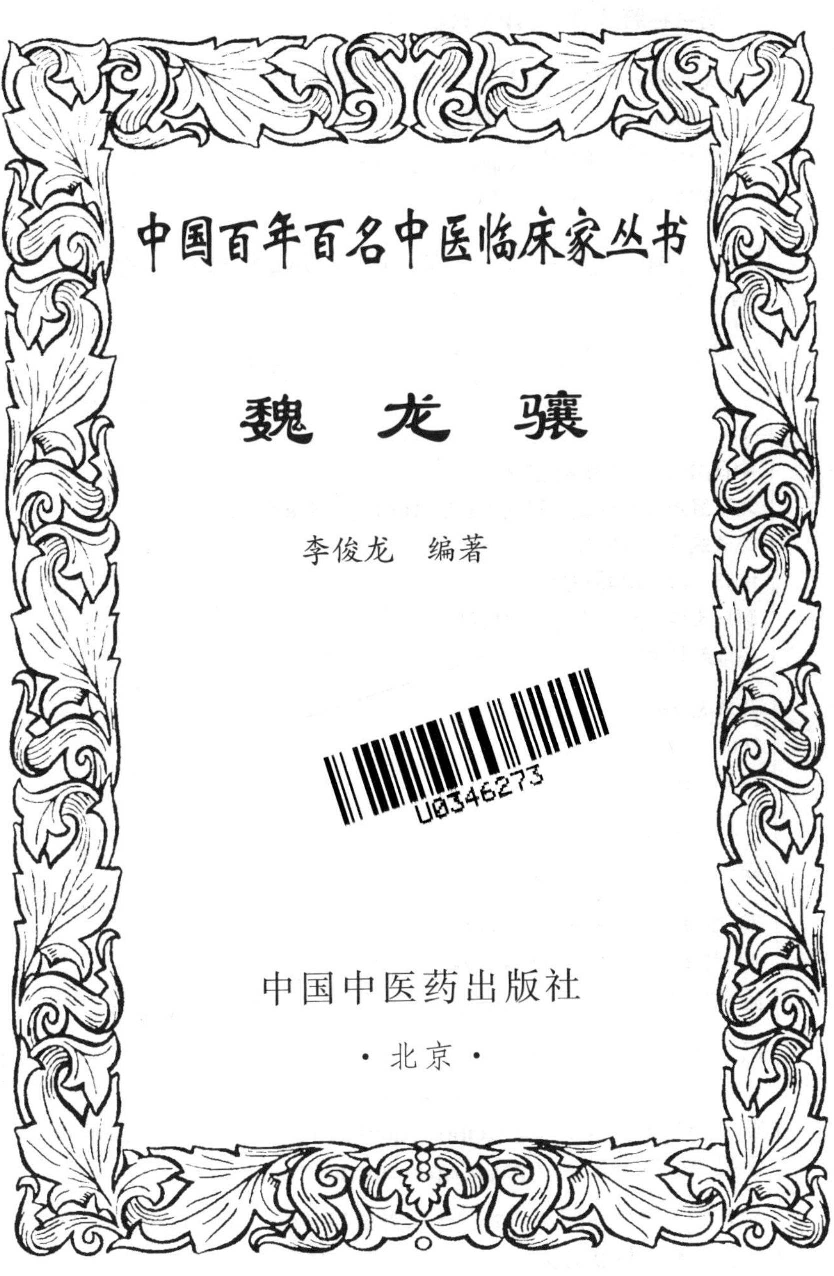

中国百年百名中医临床家丛书

魏龙骧

李俊龙　编著

中国中医药出版社

·北京·

图书在版编目（CIP）数据

魏龙骧 / 李俊龙编著 . -- 北京：中国中医药出版社，2001.09（2024.12重印）

（中国百年百名中医临床家丛书）

ISBN 978-7-80156-254-8

Ⅰ. ①魏… Ⅱ. ①李… Ⅲ. ①中医学临床－经验－中国－现代 Ⅳ. ① R249.7

中国版本图书馆 CIP 数据核字（2001）第 064277 号

中国中医药出版社出版

北京经济技术开发区科创十三街 31 号院二区 8 号楼

邮政编码 100176

传真 010-64405721

廊坊市佳艺印务有限公司印刷

各地新华书店经销

开本 850 × 1168 1/32 印张 4 字数 88 千字

2001 年 9 月第 1 版 2024 年 12 月第 4 次印刷

书号 ISBN 978-7-80156-254-8

定价 18.00 元

网址 www.cptcm.com

服务热线 010-64405510

购书热线 010-89535836

维权打假 010-64405753

微信服务号 zgzyycbs

微商城网址 https：//kdt.im/LIdUGr

官方微博 http：//e.weibo.com/cptcm

天猫旗舰店网址 https：//zgzyycbs.tmall.com

如有印装质量问题请与本社出版部联系（010-64405510）

出版者的话

祖国医学源远流长。昔岐黄、神农，医之源始；汉仲景、华佗，医之圣也。在祖国医学发展的长河中，临床名家辈出，促进了祖国医学的迅猛发展。中国中医药出版社为贯彻卫生部和国家中医药管理局关于继承发扬祖国医药学，继承不泥古、发扬不离宗的精神，在完成了《明清名医全书大成》出版的基础上，又策划了《中国百年百名中医临床家丛书》，以期反映近现代即20世纪，特别是新中国成立50年来中医药发展的历程。我们邀请卫生部张文康部长做本套丛书的主编，卫生部副部长兼国家中医药管理局局长佘靖同志、国家中医药管理局副局长李振吉同志任副主编，他们都欣然同意，并亲自组织几百名中医药专家进行整理。经过几年的艰苦努力，终于在21世纪初正式问世。

顾名思义，《中国百年百名中医临床家丛书》就是要总结在过去的100年历史中，为中医药事业做出过巨大贡献、受到广大群众爱戴的中医临床工作者的丰富经验，把他们的事业发扬光大，让他们优秀的医疗经验代代相传。百年轮回，世纪更替，今天，我们又一次站在世纪之巅，回顾历史，总结经验，为的是更好地发展，更快地创新，使中医药学这座伟大的宝库永远取之不尽、用之不竭，更好地服务于人类，服务于未来。

本套丛书第一批计划出版140种左右，所选医家均系在中医临床方面取得卓越成就，在全国享有崇高威望且具有较高学术造诣的中医临床大家，包括内、外、妇、儿、骨伤、针灸等各科的代表人物。

本套丛书以每位医家独立成册，每册按医家小传、专病论治、诊余漫话、年谱四部分进行编写。其中，医家小传简要介绍医家的生平及成才之路；专病论治意在以病统论、以论统案、以案统话，即将与某病相关的精彩医论、医案、医话加以系统整理，便于临床学习与借鉴；诊余漫话则系读书体会、札记，也可以是习医心得，等等；年谱部分则反映了名医一生中的重大事件或转折点。

本套丛书有两个特点是值得一提的：其一是文前部分，我们尽最大可能收集了医家的照片，包括一些珍贵的生活照、诊疗照，以及医家手迹、名家题字等，这些材料具有极高的文献价值，是历史的真实反映；其二，本套丛书始终强调，必须把笔墨的重点放在医家最擅长治疗的病种上面，而且要大篇幅详细介绍，把医家在用药、用方上的特点予以详尽淋漓地展示，务求写出临床真正有效的内容，也就是说，不是医家擅长的病种大可不写，而且要写出“干货”来，不要让人感觉什么都能治，什么都治不好。

有了以上两大特点，我们相信，《中国百年百名中医临床家丛书》会受到广大中医工作者的青睐，更会对中医事业的发展起到巨大的推动作用。同时，通过对百余位中医临床医家经验的总结，也使近百年中医药学的发展历程清晰地展现在人们面前，因此，本套丛书不仅具有较高的临床参考价值和学术价值，同时还具有前所未有的文献价值，这也是我们组织编写这套丛书的初衷所在。

中国中医药出版社

2000年10月28日

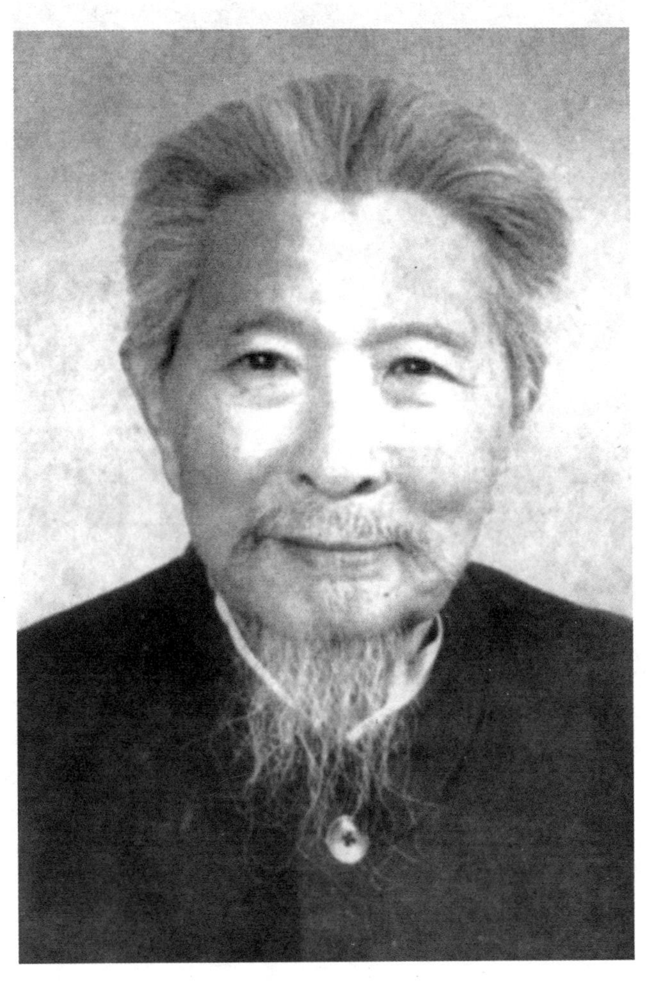

魏龙骧教授

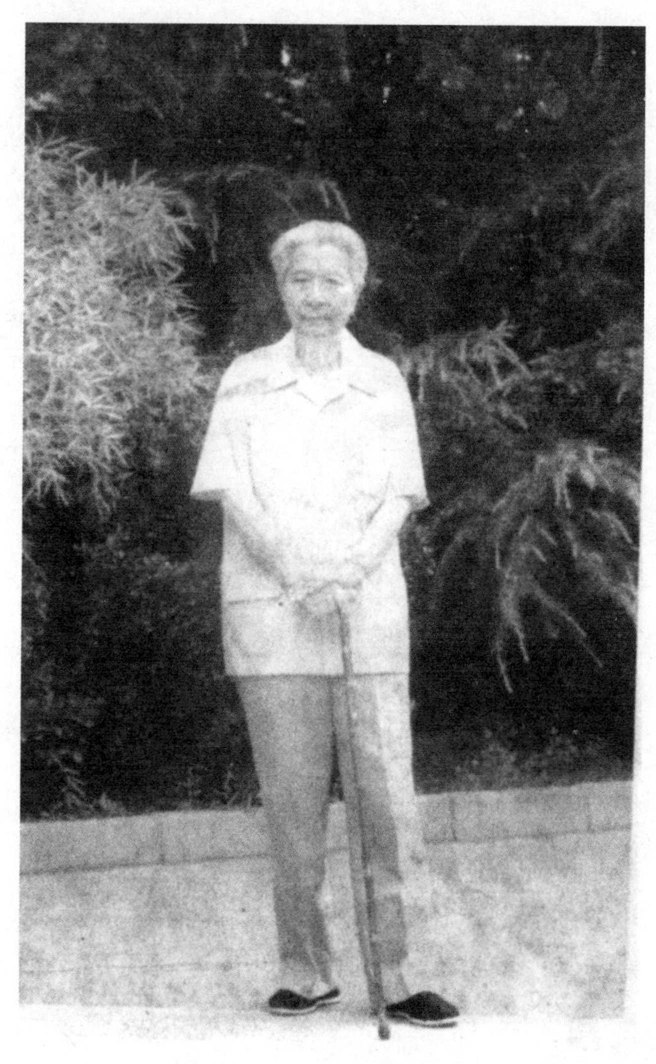

魏龙骧先生生活照

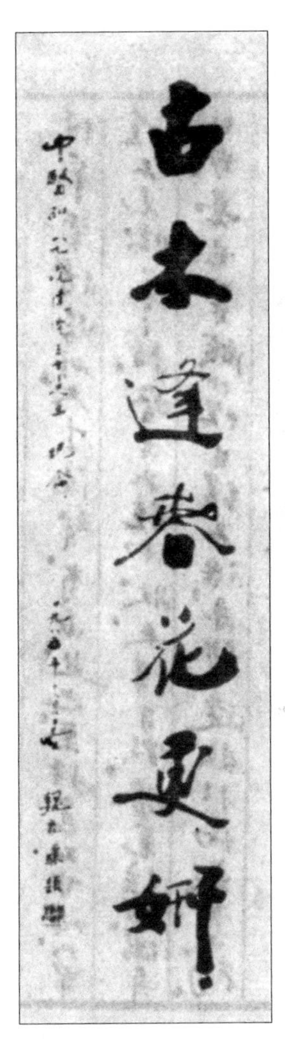

魏龙骧先生在1985年为中国中医研究院成立30周年题写的条幅

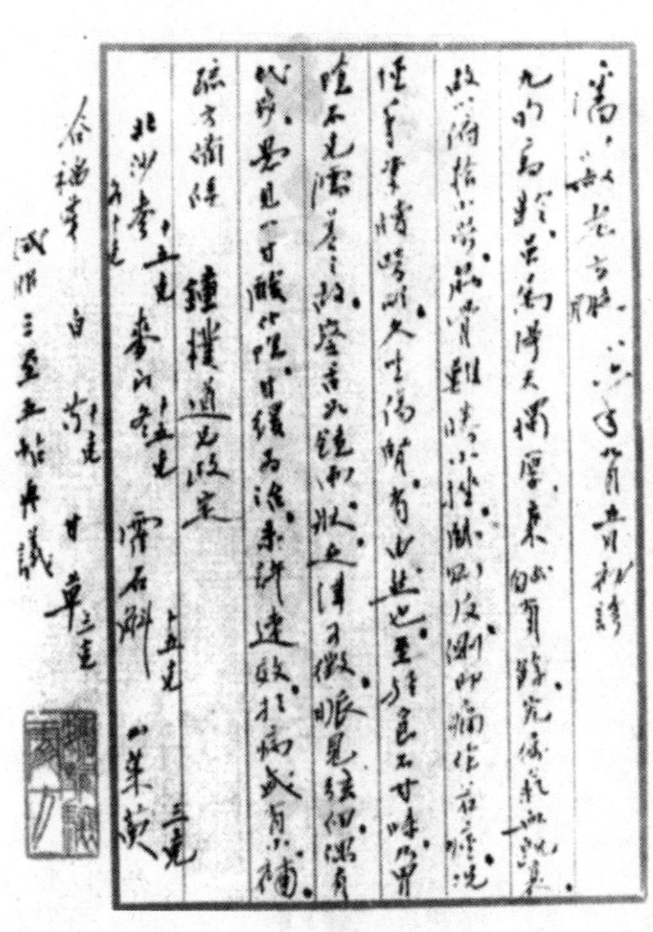

魏龙骧先生处方手迹

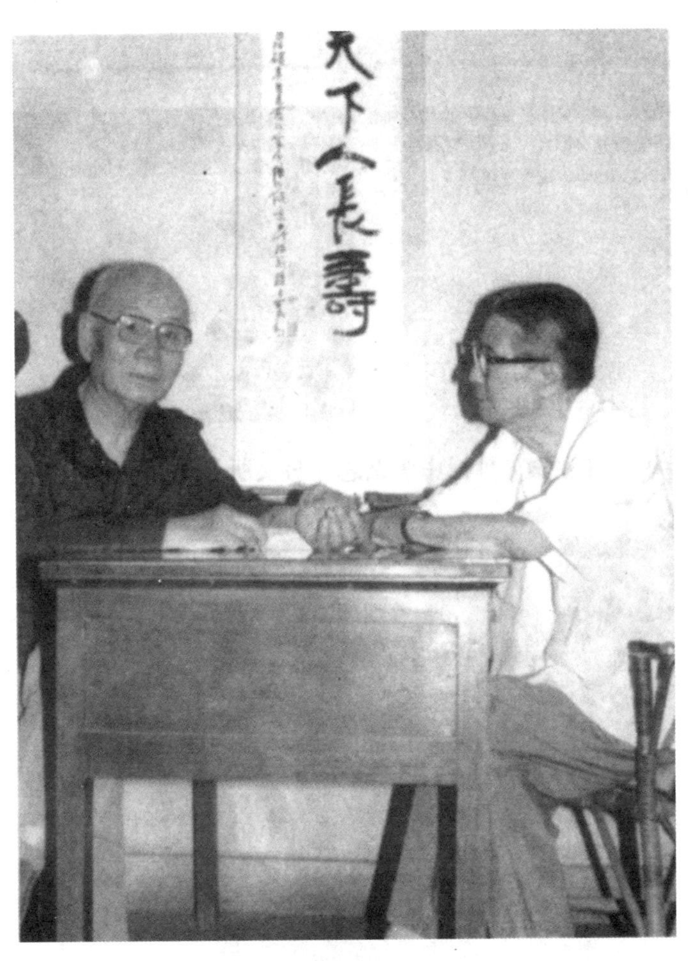

魏龙骧先生给著名画家李可染诊病

中医雑誌(日本語版)特別顧問に
魏龍驤教授就任する

魏龍驤教授，1912年1月生。中国人民政治協商会議常務委員会委員，北京医院教授，中医雑誌(日本語版)中国側特別顧問。

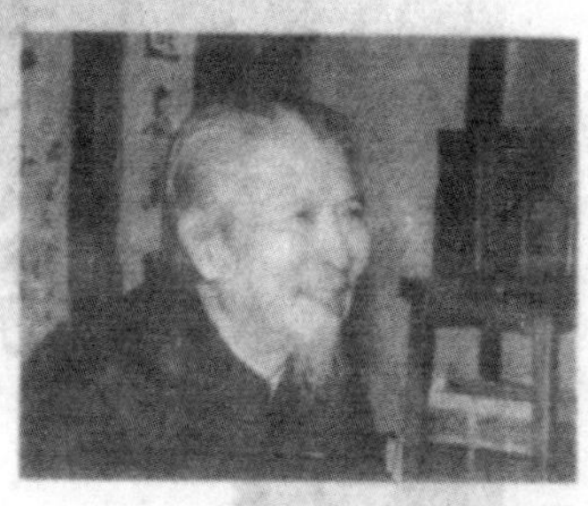

魏龙骧先生任《中医杂志(日本语版)》顾问

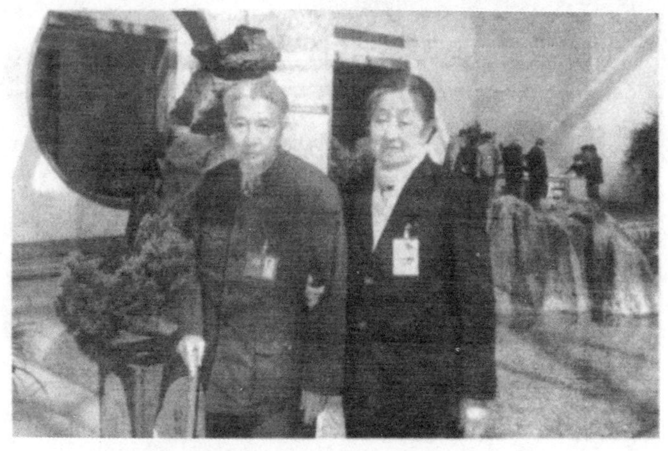

魏龙骧先生与夫人王蕴芝

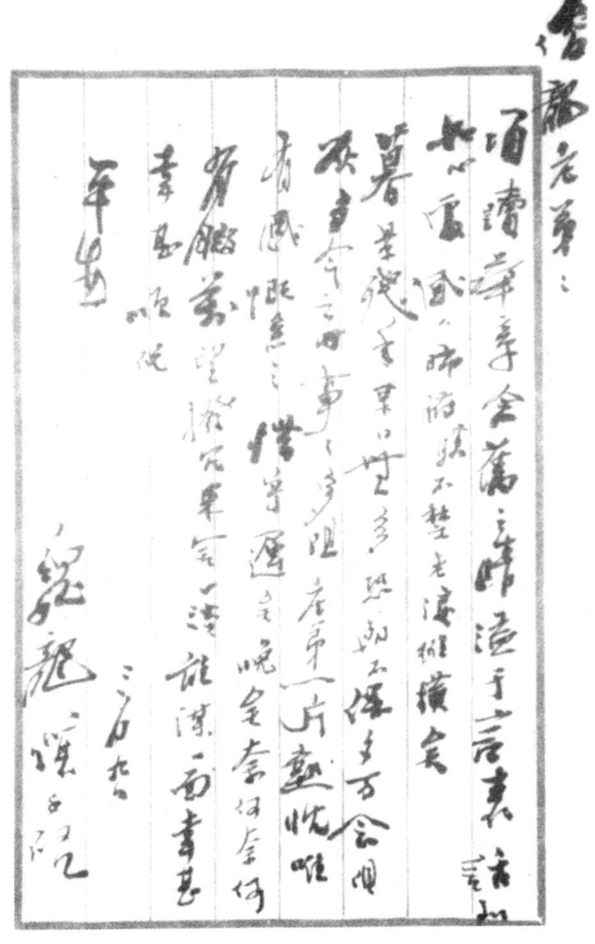

魏龙骧先生给学生的书信

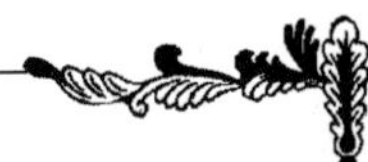

目　录

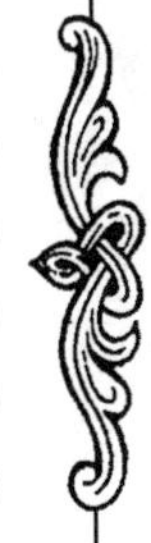

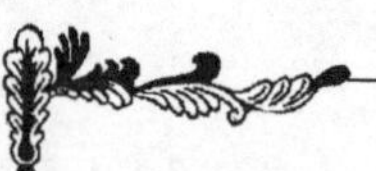

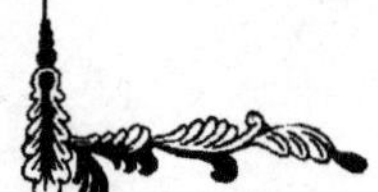

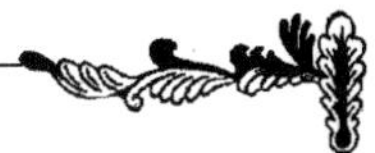

医家小传*

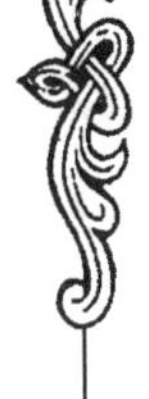

1. 出身书香，家境清贫

魏龙骧教授原名文玉，行医后改名龙骧。1912 年 1 月 7 日生于北京，祖籍河北省东光县。父魏瑾，字旭东，为一介寒儒，一生研读孔孟，开馆授课讲学，门生桃李遍及京城海外，且精于书法，是解放前京城有名的书法家。但因性情耿直，不近权贵，终生以私塾和授业卖字为职业，受尽生活动荡不安之苦。龙骧先生从小受到中国传统文化熏陶，生长在忠厚传家的清贫家世中，因而培养了一生刚正不阿，济世救人的优良品德。

先生于 1931 年与其父好友王献廷之女王蕴芝结婚。1932 年生长子金石，1937 年生女九如，1939 年生次子金玺。夫妻相濡以沫、白头偕老。王氏蕴芝贤德能干，对子女悉心

* 此医家小传系魏老子女金玺、金石、九如所撰。

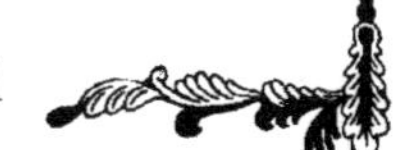

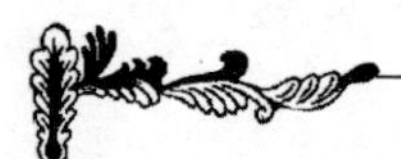

教育，尤对先生在事业和生活上尽心佐助，真是功不可没。

2. 不为良相，便为良医

龙骧先生幼年从父学习经史子集，打下中国文学的根基。后考入北京师范大学附属小学读书，继升入北京第四中学初高中学习。不料临近毕业，正为谋生发愁之时，却染一场大病，又几为庸医所误，多亏校医袁鹤侪老先生用中医药及时治疗，才得以保全了性命。范仲淹曾说过："不为良相，便为良医。"从此先生立志学医，确信自己虽不可能做一个良相，但经过努力总可以做一个良医。既可为民为己解除病苦，也可为自己找一个糊口谋生之路。

先生1932年10月拜在当代儒医杨叔澄门下，从师习学中医经典著作，打牢根基；又随师临症经年，渐可独立应诊。先生毕生牢记恩师"慎重民命，崇尚医德"的谆谆教诲，奉为终生执医济世之戒。1934年7月经北平市政府卫生处中医考试取得中医师行医执照，从此正式挂牌开业。在解放前的15年行医生涯中，先生潜心研读经典专著，博览历代名家医论。对张仲景《伤寒论》的研究和应用，功力尤深。先生不尚空谈而重实践，勤奋致力临床诊病，不知救治多少危重病人。每遇疑难重症，先生常常彻夜不眠，查阅医书古籍，反复推敲，精心策划，最后果断处方，攻克难关，病人霍然症愈。这是先生最大的乐趣。

先生医馆附近是梨园子弟聚居之地。许多京剧名家，如四大名旦、四大须生均对先生推崇备至。厅堂上遍悬病人敬赠的赞颂匾额。如十大名伶合赠的"仁术可风""国医之光"等。先生对患者无论帝室之胄，还是凡夫俗子均一视同仁。对贫病交迫的劳动人民尤为关切，施诊送药，视同亲人。每日清晨先给贫苦百姓免费施诊10名。而对达官显贵则有病

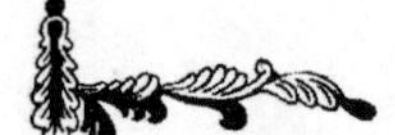

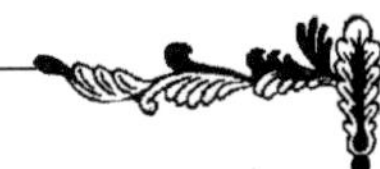

治病，但从不奔走豪门，阿谀奉承。因此，他的高超医术为同道和病人所称颂，他的医德风范更为时人所景仰。龙骧先生在解放前就已享誉城南，为群众誉为“四小名医”之首。

3. 全国中医管理工作的先驱

中华人民共和国成立后，龙骧先生目睹共产党救劳苦大众于水火，为黎民百姓谋幸福的丰功伟绩，深受感动。尤其是共产党竟然消灭了娼妓制度，这一创举使先生全家，尤其是经过几个朝代的老父感叹不已地说：“龙骧！骧字本是马首昂举之意，希望你今后‘参辰极而高骧’，唯共产党之马首是瞻，跟着共产党走下去吧。”因此他便参加卫生部政府工作，成为中医界率先从事中医管理工作的先驱。在中华人民共和国成立初期，能做出这一正确选择是需要足够的献身革命的勇气与决心的。当时龙骧先生已是京城名医，每日门前求医者车水马龙，络绎不绝，收入颇丰，生活堪称优裕。而解放初期政府工作人员普遍实行低薪制，每月只有几百斤小米的工资。当时先生家有老父需要奉养，子女三人也正在求学，负担很重。为了补贴家用，不得不变卖了四合院的老屋家产。先生参加工作后，每日粗茶淡饭，一件衣服先生穿旧长子穿，长子穿破缝缝补补次子再穿。全家过着清苦的生活，但先生心甘情愿，终不悔吝。

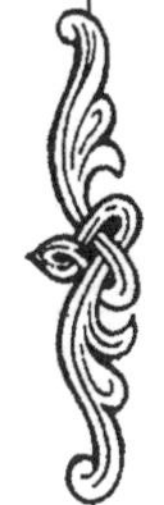

1950 年 2 月 17 日，龙骧先生出席了中央卫生部首次召集的中医座谈会，并接受筹组北京中医学会的任务。同年北京中医学会成立，先生当选为第一届执行委员。1950 年 12 月 12 日先生正式成为卫生部医政司干部，任中医科科长。中华人民共和国成立初期，卫生部负责人否定中医，受到了毛主席的严肃批评。毛主席说：“祖国医学是伟大的宝库，要很好地继承和发展，这是一件大事，不可等闲视之。”此

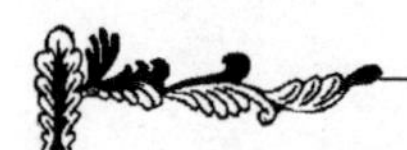

后在先生20年的中医行政管理工作中，虽然也经历了历次政治运动风雨和“文革”，但他始终不渝地贯彻了毛主席早年制定的发展中医的英明决策。先生坚持调查研究，体察下情，敢于直言，光明磊落，一生为中医事业的发展，兢兢业业，呕心沥血，讲真话，做实事，竭尽全力。

龙骧先生作为全国中医管理的主要负责人之一，常年深入基层，调查研究，指导工作，足迹遍布全国。先生指导与推动了全国各省、市中医学会的建立和中医学术交流活动的开展。先生为全国各中医学院、中医医院以及中医科研机构的建立与发展，做了大量工作，倾注了全部心血。先生还为挖掘和整理祖国医学遗产，发现和保护民间具有真才实学的名、老中医人才，培养中医专业队伍，改变后继乏人、后继乏术的状况，到处奔走呼号，据理力争，做出了杰出的贡献。

4. 身体力行，推动中西医结合

中西医结合是中国的创举，也是发展医药卫生事业的正确方针。龙骧先生对西医无门户之见，抱着虚心好学的态度，去探索中西医各自的特点和规律，寻求中西医结合的途径。先生数十年来身体力行，不仅潜心研读中国古代医学典籍，也下苦功自学西医基础理论、临床实践和现代科学诊断方法，博览西医书刊，并经常向西医同行请教。因此先生诊疗疾病既能借鉴西医先进诊断化验技术为我所用，也能根据西医的现代病名在中医经典中找到相应症候和疗法。例如，对一些西医已确诊，但目前又无特效药可医的疑难重症，先生能融汇中西，采用中医治法取得奇效。先生认为，中西医毕竟各有自己发生、发展的历史过程，是完全不同的两种体系，且各有所长、各有所短。就中医而言，它有着朴素的

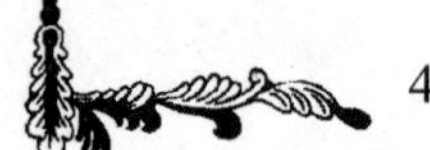

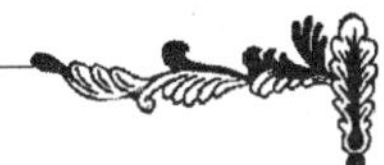

辩证法，不是头疼医头、脚疼医脚，而是从整体出发注重治本；对于每个人、每种病的诊治，又是具体问题具体分析，因人因时因地而宜，具有极大的针对性和灵活性。西医西药则有一些机械唯物论的色彩，在诊病用药上有较大的机械性。中医认为治病就是“扶正祛邪”，它不懂得疾病的物质基础是什么。西医在这方面则是唯物主义的，它认为疾病有其物质基础，如细菌、病毒或某一具体生理器官或系统发生病变。龙骧先生则认为绝不能因为中西医各有长短而互相排斥否定。数千年来中华民族的繁衍昌盛，中医作为一门古老科学功不可没；通过历代医学前贤的艰苦卓绝的努力，在治疗疾患、保护人民健康方面积累了丰富经验。在现代科技事业飞速发展的今天，更应该加强中医科研工作，采取传统与现代科技手段相结合的方法，来探索中医经典理论中精辟见解的科学解释，和进一步丰富和发展中医学术体系；而不是用西医来改造中医或用简单理论来解释中医。

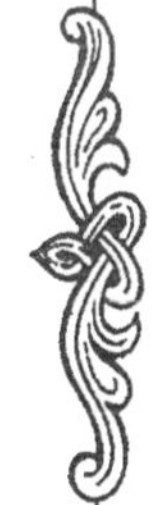

在先生积极倡导与推动下，全国形成了西医学习中医的热潮，逐步培养了一支西学中的骨干队伍；在一些大城市也陆续组建了不同形式的中西医结合医院和科研机构，开展了中西医结合治疗骨折和急腹症的临床实践和科学研究，取得了成功。先生亲自讲学授课，他那深入浅出、精辟而不玄妙的阐述，令许多听课的西医专家消除了成见和误解，进而开始对博大精深的中医理论倍感兴趣，并用心学习。

5. 对医疗保健工作的卓越贡献

龙骧先生在卫生部任职期间，是中央保健委员会的中医专家，为党和国家领导人以及高级领导干部诊病。1960 年被解放军总医院聘为中医顾问，对军队高级干部的保健以及

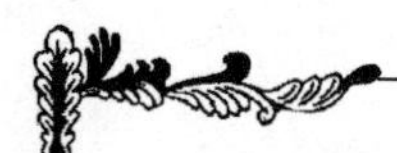

部队将士疑难病的治疗进行指导。1970 年 7 月调至卫生部直属北京医院任中医科主任、主任医师。以后，则以更多精力投身中央领导的保健工作。

党和国家领导人，以及中央委员、政府部长以上干部，在医疗保健方面受益于龙骧先生精心诊治的真是举不胜数；而且这些特殊的患者除了求医以外，都仰慕魏老先生的人品、才学，与先生结下深厚友谊。魏老多年为邓小平同志的保健工作付出极大心血。为此，邓小平和卓琳同志曾亲自摘下自家庭院种植的最大一颗石榴送给魏老，这一礼轻情重的纪念品一直在魏老的书房内珍藏着。

魏老给高级领导干部看病，只是认为这是党对自己的信任，也是作为医生应尽的职责。能保障这些国家栋梁的健康，也是全国人民的福祉所在。因此，龙骧先生无论寒暑日夜，总是随叫随到，尽心竭力。但他从不因结识这些党政要人而为自己乃至家人谋一点私利；即使是老相识，友谊深厚，也是君子之交淡如水。更应称道的是，先生待人忠厚正直，无论你升居高位或谪贬位下，正值青云直上或失意落魄，先生均以诚相待，一视同仁。“文革”期间，龙骧先生一如既往地为他们诊治疾病。只要其家属找上门来，龙骧先生从不怕担风险，总是嘘寒问暖，细心救治，使他们在危难中感受到人间自有真情在，同时也确实挽救了一批饱尝精神和病痛折磨的开国元勋和国家优秀干部的宝贵生命。

在 1984 年 12 月 17 日北京医院举行的祝贺魏龙骧等五位专家从医五十周年的茶话会上，当时的全国政协主席邓颖超来信祝贺：“这五位老专家在长期的医疗和保健工作中为党和人民作出重大贡献。他们医德高尚，医术高明，就我

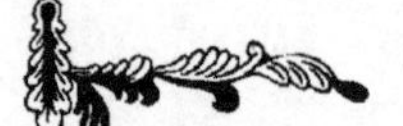

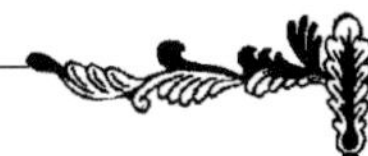

个人来说多年来亦受惠良多，深表谢意。”她代表几代中央领导同志说出了对魏老等的高风亮节和高超医术的崇敬与感激。

此外，受中央保健委员会委派，他还曾给不少友好国家的元首和国际友人诊病。如 1979 年 1 月曾赴朝鲜为金日成同志诊病保健，取得了很好的效果。

6. 杰出的中医临床专家

龙骧先生是当代颇孚众望，具有真才实学的中医临床专家。他精通中医经典，博览历代医书，对《伤寒论》的领悟与妙用，功力尤深，已臻化境。中国中医研究院庆祝建院 30 周年之际，特请中医界的泰斗——魏老先生主持医圣张仲景塑像的揭幕仪式，以彰显他一生对《伤寒论》独到的钻研及杰出贡献。先生继承而不泥古；创新而不离宗。先生常说：“勤求古训，重在新义；治学勿以空谈，重在实践。”他既能阐发古义，又能灵活应用，其理论源于灵素，效法于仲景，对温病学大家及东垣、景岳诸医家的学术思想亦能领会精要。他善于融汇古今，综贯中西，虚心求教，博采众长。先生近六十年长期从事临床实践，擅长内妇儿科，苦心钻研疑难杂症，真是殚精竭虑，夜以继日。

魏老生平所起大症，多以经方加减奏效，本源重在辨证论治。先生言：医圣语曰‘观其脉症，知犯何逆，随症治之’，实为辨证论治之先河；仲景‘勤求古训，博采众方’，汗用麻桂，吐用瓜蒂，下用承气，和用柴胡，温用桂附，寒用苓连，补气有人参，滋阴有猪肤。至于后世，金元河间寒凉，子和攻下，东垣补土，丹溪滋阴，景岳主火。简言之各有流派，深究诸家并无所偏，所论偏者，执其一说。善学者，融汇各家；善治者，犹如量体裁衣，岂能削足适履乎！

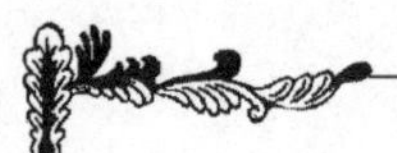

必须辨证论治，随证遣药；莫执古方，一成不变。选药要精，用量应准，服法当活，将息适时。故先生在临床诊治上，重在辨证。立法遣药，法度严谨，有常有变，不拘一格，机圆法活，通权达变，用药稳妥，处方精巧，而且能抓住主要矛盾，独辟蹊径，出奇制胜。因而疗效显著，屡起沉疴。先生在治疗疑难杂症方面，积累了宝贵而丰富的临床经验，也显示了独特而精辟的学术见解。但由于先生一生忙于临床保健、治病救人，未有余暇著书立说；且亦未能由助手们将其数十年经验见解系统整理总结，使一代名医的医学建树未能全面留传后世，这不能不说是中医学界一个无法弥补的重大损失。

7. 知识分子的优秀代表

魏龙骧同志在政治思想上能严格要求自己，在他古稀之年，实现了为共产主义事业奋斗终生的夙愿，光荣地加入了中国共产党。他积极拥护党的十一届三中全会以来的路线、方针、政策，在病重期间听到邓小平同志1992年春视察南方重要谈话传达后，受到了极大鼓舞，对我国改革开放和祖国医学发展的美好前景充满胜利信心。

先生为人谦和宽厚，平易近人；艰苦朴素，严于律己；博学强识，手不释卷；医采众家，治学严谨；正直坦率，坚持真理。他不愧为我国知识分子的优秀代表。

先生历任中华全国中医学会第一届副会长，中国科协第一届、第二届全国代表大会中医学会代表，中国中西医结合研究会第一届理事会顾问，国家科委中医专业组成员，卫生部医学科学委员会常委，《中医杂志》（日语版）中方特别顾问；第五届北京市政协常委，第六届、第七届全国政协常委；中国红十字会第三届副会长以及中国和平统一促进会理

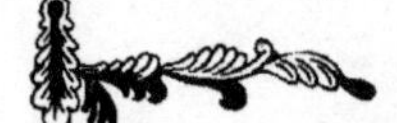

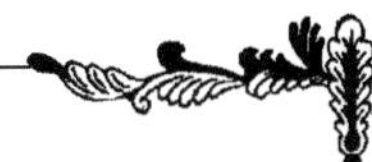

事等职。在各项社会活动中，先生团结同仁，严于律己，不辞辛苦，献计献策，做出了自己积极的贡献。

魏老在长期的医疗实践中，重视教徒育人，曾培养一批中医专家和中西医结合专家。按照卫生部的要求，他不顾年迈体衰，在晚年还担任了指导与培养中医学术继承人的任务。国家人事部、卫生部和国家中医药管理局向魏老颁发了“全国继承老中医药专家学术经验指导老师荣誉证书”，并获得国务院颁发的政府特殊津贴证书，为我国医疗卫生事业有突出贡献的专家。

先生出身书法世家，家学渊源，又受恩师儒医杨叔澄在文学上的熏陶点拨。因此除了精通岐黄悬壶济世之外，对传统文化、文学艺术也多有涉猎和建树。先生善诗词、工书法，爱听京剧和广东音乐，亦喜好丹青绘画、盆景怪石。由于自幼即养成“虚怀以问，殚思以辨”的好品质，特为客厅起堂号曰“问庐”。1977年中国文物局古文献研究员王世襄先生曾为“求问”书写一篇，悬于南墙，文曰：

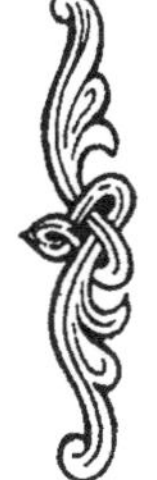

知而后有疑，疑而后有问，故疑发于知，而知复得于问。疑不独问于人，可问于天下万物，虚怀以问，殚思以辨，则万物无不应焉。或懵愦而无问，或矜溢而无问，或问而不辨，其是非是皆不知问者也，人惟善问，始恒为人，问而再（其）问又无止期。

魏老精岐黄，其学皆得诸问，且求问之车，途恒为塞，乃年近古稀，复以问庐颜其居，是岂问有止期者邪？吾固知其为善问者矣。

一九七七年　冬

王世襄谨识

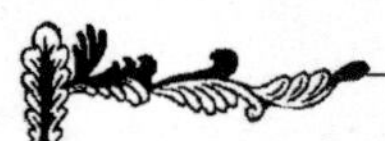

先生平易近人，健谈好客，乐善好施，有求必应。他不仅为患者治病，还视患者为亲人，循循善诱地为他们解除思想问题。因此一生结交名人贤士乃至凡夫俗子无数。公休假日，龙老府上总是“座上客常满，杯中茶不凉”，一片情浓于水的欢乐景象。与先生友谊深厚的文化名流计有：郭沫若、齐燕铭、沈雁冰、赵朴初、俞平伯、顾颉刚、邓拓、启功、李可染、吴作人、刘开渠、华君武、蔡若虹、李焕之、石可等。“魏老龙骧，医林硕彦，年来医我宿疾，保我健康，为此志感。”这是当代画家李可染先生赠书“愿天下人长寿”条幅上的一个题款。在先生的会客室里，挂有多幅此类名家赠送的字画，一致推崇魏老的医术与医德。

魏老因患重病医治无效，于 1992 年 7 月 17 日 4 时在北京逝世，享年 81 岁。

魏老遗体送别仪式于 1992 年 10 月 9 日在北京医院举行。参加送别仪式的有全国人大、全国政协、国家科委、卫生部、国家中医药管理局、国家环保局、中国红十字会、中国和平统一促进会、中华全国中医学会、中国中西医结合研究会、中国中医研究院、北京医院、中国人民解放军总医院、河北省东光县人民政府、北京四中校友会等有关领导同志和中西医知名专家、科技、教育、文化界的知名人士以及生前友好、弟子等三百余人，并送了花圈。

卫生部中医司（现为国家中医药管理局）的挽联：“医林楷模”、“医道传百世心系神农呈本色；风范垂千古神驰杏林求振兴。”

最后，由北京医院负责人、生前友好、弟子、家属等护送灵柩到八宝山公墓火化。

1992 年 10 月 27 日全国政协七届常委会第二十一次会

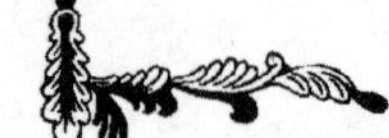

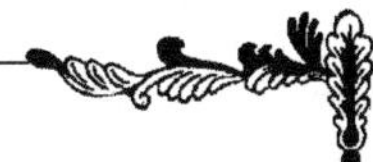

议为魏龙骧等常委逝世静默致哀，表示深切沉痛的悼念。

1993年5月1日魏老骨灰移葬于北京福田公墓。墓碑由他生前好友启功大师亲自书写“医林耆硕”四个遒劲大字。这是对魏老光辉一生所作的绝好评价，也寄托无数受惠于魏老的病人患者的永久哀思。

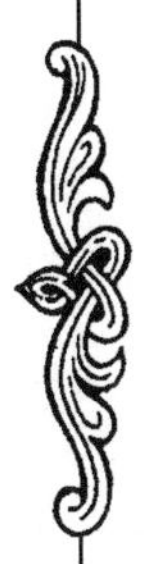

专病论治

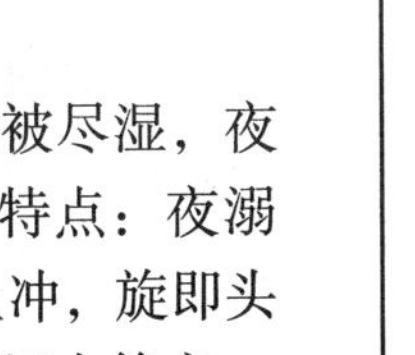

夜　汗

——桑叶止夜汗*

1973年冬，有司机工人陈某，年35岁，因久苦汗症，来我院中医科就诊（病历号139887）。

自述，每在夜12时左右，即汗出如洗，枕被尽湿，夜夜如此，无日或爽，症已经年，医治罔效。其特点：夜溺时，必如冷风袭人，皮肤粟起，内则若有热流上冲，旋即头眩欲仆，摇摇不能自持。兼见口苦、音嘶、小便短赤等症。

脉细微而数，舌质淡红。

从症而论，溺主膀胱足太阳一经，外应皮毛，其脉上行

* 编者注：以下九文，为魏老亲笔所撰。

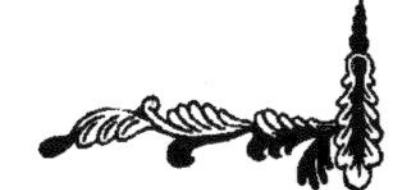

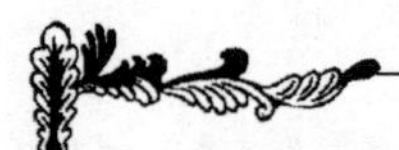

至头络脑，故小便黄，溺时恶风，或见头眩。据《金匮》百合病篇，溺时淅然者，但头眩者，皆述及之。病之所苦在夜汗，求愈之迫者在此，他症未介意焉，问之始得。重点问题，医者务在止汗，方可偿其所愿。“百合”一症，时人颇多比类神经官能症。凡病人之见神经官能症，中医视之又半属营卫失和使然。如《伤寒论》说：“病人脏无他病，时发热，自汗出而不愈者……宜桂枝汤。”病人脏无他病，其非形体实质之病变可知，盖所指亦即神经官能症也。依症立方，乃投桂枝汤。是方兼具平冲逆、障风袭、止汗出三症之用。复以“百合滑石代赭汤”。百合滋而润之，滑石清而利之，赭石重而镇之，以其有口苦、音嘶、小便短赤、头眩上逆诸症故也。汤药之外，嘱病人每日吞干桑叶末三钱，米汤下之。

上方三进，夜汗顿止，续服五剂，虚热上冲，淅然恶风，头眩欲仆诸症悉蠲。后以益气养阴，清轻调理之味以善其后。

余治此症，尚属称意，故津津乐道，偶逢医友，尝谈及之。友人曰：“君一矢入彀，诸候皆中，理法井然，原无可厚非，可谓善用‘经方’者矣。然尚有疑点存焉，患者夜汗长达一年之久，乃宿恙也，非比时病，今三投剂而汗顿止，桂枝汤有止汗之功，其奏效吾恐未必竟能如此之速。然则，止汗之功，其赖一味桑叶之力，是耶非耶，望君审之！”盖余用桑叶亦有其来历，曾偶阅一《笔记》载，严州有僧，每就枕则汗出遍身，比旦衣被皆透，二十年不愈，监寺教以霜桑叶焙末，米汤下二钱，数日遂愈。读之，以为出于小说家言，未足为据，过眼即逝。今适遇此症，不妨一试，故尾之方末。私念余处方俱见经典。辨证尚能自圆其理，其中止汗

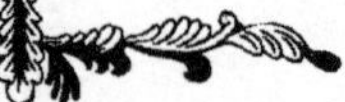

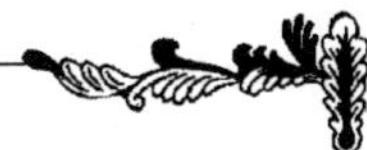

之效，乃桂枝汤调和营卫必然之结果，微微桑叶不足道也。医友之言，余仍疑信参半。不逾月，又连遇夜汗者数起。为穷其究竟，不杂他药，独取桑叶一味。不期，信手拈来，皆成妙用，无不应手。曩之，不为余所重视者，既屡经实践，则桑叶之止夜汗，自是始确信不复疑矣。言念及此，想桑叶有知，定必指余而斥曰："尔老医，何贵桂之赫赫，而贱桑之默默。同一药也，其幸功者居首位，实力者止末席，何遭汝之歧视，乃至于此。"果尔，余必为之赧然而退。寄语世之独重经方而轻中草药者，亦可以余为鉴矣。

便　秘

——白术通便秘

便秘者，非如常人之每日应时而下也。此症恒三五日、六七日难得一便，有大便干结坚如羊矢者，窘困肛门，支挣不下，甚则非假手导之不能出，亦有便不干结，间有状如笔管之细者，虽有便意，然每临厕虚坐，尽力努责，依然艰涩，往往力迫求通，而不通益甚，故谓之"大便难"。

便秘一症，医籍所载，名目繁多，治方亦多。然有效亦有不效者，轻则有效，重则无效；暂用有效，久则失效，迄少应手。孟浪者，但求一时之快，猛剂以攻之，以致洞泄不止，非徒无益，而又害之。东垣所谓"治病必求其源，不可一概用牵牛、巴豆之类下之。"源者何在？在脾胃。脾胃之药，首推白术，尤须重用，始克有济。然后，分辨阴阳，佐

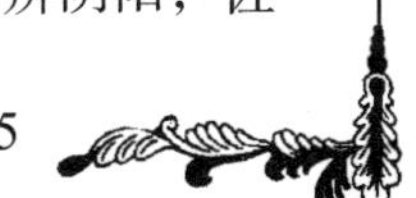

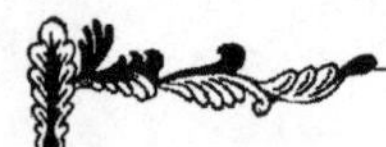

之他药可也。或曰："便秘一症，理应以通幽润燥为正途，不见夫麻仁滋脾丸、番泻叶等已列之常规，君今重用白术，此燥脾止泻之药也，施诸便秘，岂非背道而驰，愈燥愈秘乎！"余解之曰："叶氏有言，脾宜升则健，胃主降则和，太阴得阳则健，阳明得阴则和，以脾喜刚燥，胃喜柔润，仲景存阴治在胃，东垣升阳治在脾。便干结者，阴不足以濡之。然从事滋润，而脾不运化，脾亦不能为胃行其津液，终属治标。重任白术，运化脾阳，实为治本之图。故余治便秘，概以生白术为主力，少则一二两，重则四五两，便干结者加生地以滋之，时或少佐升麻，乃升清降浊之意。至遇便难下而不干结，更或稀软者，其苔多呈黑灰而质滑，脉亦多细弱，则属阴结脾约，又当增加肉桂、附子、厚朴、干姜等温化之味，不必通便而便自爽。"

1977 年 6 月，有北京电车公司某厂之一工人于某来诊。自称患便秘六七年矣，中西医迄未停诊，竟无寸效。七年来，汤药近千剂，滋阴如麦冬、沙参、玉竹、石斛、知母有之；润下如大麻仁、郁李仁、柏子仁、桃仁以及大黄、芒硝、番泻叶有之；补剂如党参、黄芪、太子参、淮山药、肉苁蓉、狗脊、巴戟等等药备尝之矣；丸药若牛黄解毒、牛黄上清、更衣丸、槐角丸、麻仁滋脾丸；他如开塞露，甘油栓等，直似家常便饭，且常年蜜不离口。然与便秘已结不解之缘，言下不胜其苦，颇为失望。余诊之，心烦易汗，眠食日减，脉细，舌苔薄滑，余无他象，皆由便秘过久，脾胃功能失调所致。当投生白术三两，生地二两，升麻一钱。患者虽未形诸言表，但眉宇间已形半疑半信之态，以为仅仅三味又无一味通下，默然持方而去，实则并未服药。终以便不自下，姑且试之，幸其万一。不期，四小时后，一阵肠鸣，矢

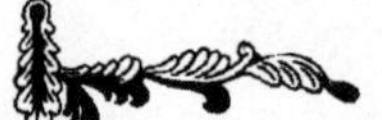

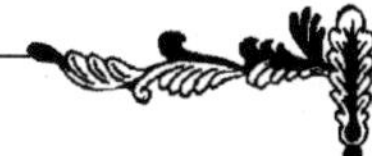

气频转，大便豁然而下，为数年之所未有如此之快者。正所谓一剂知，二剂已。嗣后，又继服二十余剂，六七年之便秘，竟占勿药。患者喜出望外，称谢而去。

高龄患便秘者实为不少，一老人罹风疾偏枯，步履艰难，起坐不利，更兼便秘，何以堪此。尝指腹而叹曰："大便不通，如之奈何！愿医者善为我图之。"查其舌质偏淡，苔灰黑而腻，脉见细弦。此乃命门火衰，脾失运转，阴结之象也。疏方生白术二两为主，酌加肉桂一钱，佐以厚朴二钱，大便遂能自通，灰苔亦退，减轻不少痛苦。类似病人，亦多有效，勿庸一一例举。

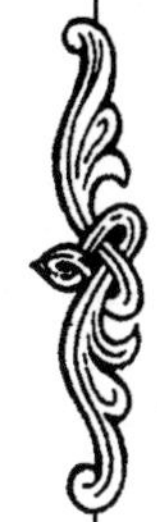

眩　　晕

——术附加味治眩晕

眩晕一证，以病因言大别之有四：一曰肝风上扰；二曰气血亏虚；三曰肾虚不足；四曰痰浊中阻。四者各有主症，辨证亦异，如众所知，勿庸赘叙。然人身各脏之相互关系，见证亦有交叉，未可执一而论也。《医学从众录》总结前人之理论，以为风者非外来之风，指厥阴风木而言，与少阳相火同居，厥阴气逆，于是风生火动，故河间以风火立论，丹溪以痰火立论也。肾为肝之母而主藏精，精虚则脑海空虚而头重，故《内经》以肾虚及髓海不足立论也。其言虚者言其病根，实者言其病象，理本一贯。陈氏之论前四者悉该备焉。

1973 年 4 月间，遇一眩晕患者，陈某，年 35 岁，在某

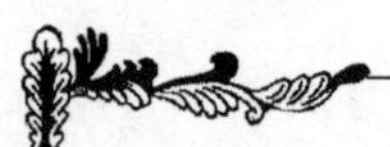

单位任翻译。一日持介绍信来我科。询之，眩晕已一年，为阵发性，每周约二三发，常突然而来，荡漾如坐舟中，开目则恍同天地旋转，屋舍如倾，卧床闭目，则头难少动，未敢翻身。继之恶心、冷汗随之而至，约持续一刻钟左右，方可渐缓。每发一次，恒数日不能起床，遂在家全休。平素体弱，时易感冒，不禁风袭，失眠纳减，不梦自遗，大便不实，腰痛足跟酸痛诸症，颇为苦恼。在我院先后经内科、脑系科、耳鼻喉科诊治，概称为神经官能症，眩晕综合征，迄未确诊。药则谷维素、清晕合剂、安定等，也曾注射甘油磷酸钠，所服中药半多为滋阴潜阳息风化痰之剂，偶与苓桂术甘汤，症减少。余参与会诊，取脉沉细而微结，尺部微不应指，舌淡苔薄腻而滑，总察病情始末及前药之反应，显属脾肾阳虚，浊阴不化，上干清阳所致，非温补脾肾不为功，乃试设术附汤加味，处方为：

川附片二钱　白术一两　生姜三钱　茯苓四钱　大枣六枚　生龙牡各一两　磁石六钱

前方不数投，每周只小发作一次，症既小效勿再更张，守之三十余剂，眩晕不复作矣。其他头木蒙蒙，梦多寐少，神衰等候，予二加龙牡汤亦逐见康复。今病隔四年，迄未复发，闻现参加外语进修，年已近四旬，尚能坚持不懈云。

按："近效术附汤"见《金匮要略方论·中风历节病脉证并治》中"治风虚头重眩苦极，不知食味，暖肌补中，益精气"，附有方解说理明达，录之于后：

"肾空虚，风邪乘之，漫无出路，风挟肾中浊阴之气，厥逆上攻，致头中眩苦之极，兼以脾气亦虚，不知食味，此非轻扬风剂可愈，故用附子暖其水脏，白术、甘草暖其土脏，水土一暖，犹之冬月井中水土既暖，阳和之气，可以立

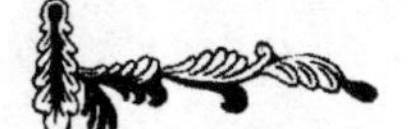

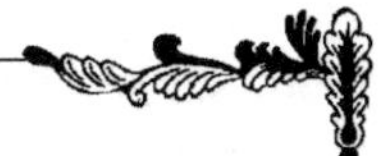

复，而浊阴之气不驱自下矣。”

崩　漏

——二仙加味治崩漏 *

崩漏一症，乃妇科独有之病也。其发病之机理，概由冲任两脉受损，失其固摄之职所致，医治之法，施用之方，妇科文献论之详矣。余于妇科，业非专攻，见闻不广，经验亦乏。妇科患者，不少西医确诊为囊性子宫内膜增生病，问治于余，每见久治不愈，积方成叠，不外益气补中，胶艾四物，参归鹿茸，以至大温经汤之类，尤多兼加炭药。然而，此症最善反复，往往出血暂止，继复大作，终以久崩不已，病势日进，气耗血竭，不得不施术摘除，血崩始除。而术后复由阴阳失衡，常见冲逆、自汗、虚烦、不寐种种后遗之症，亦多随之而至。于斯可见，此症治之，固匪易也。余对此症，甚少惬意，请教专家，亦莫不云然。

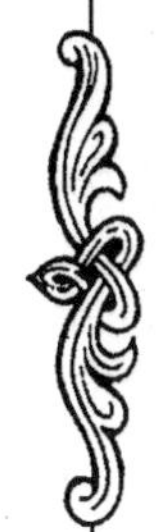

1976年春，有年40许之妇科患者张某，乃本市某单位之干部，亦余至友曲君之爱人，体质素弱，又有肝病，然月事无恙，自称去岁秋，忽然闭经，亦无所苦，未经介意。如是，三逾月后，经又至，量极少，继而淋漓不净。至翌年春，忽大崩如注，急来我院妇科门诊，当行诊断刮宫，未见

* 以上四文，曾载《新医药学杂志》1978年第1期第9页，标题为“魏龙骧医话四则”。

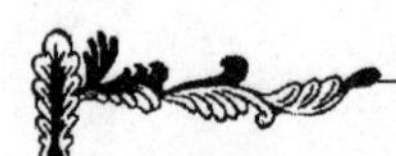

其他异常，确诊为囊性子宫内膜增生，遂住院。患者以畏手术未果，当予丙酸睾丸酮、十八甲、乙炔雌二醇等西药，血止出院。为时不久，又大崩，并感腰痛如折，疲惫不堪，望之面色如蜡，气虚血亏极矣。自服益母膏、女金丹无补于事，邀余往视。向者，余颇尊盐山张锡纯先生遗著，论中固冲汤，颇赏用之。然方进六帖，竟略无寸效，以病极而余亦将技穷。病家见医有难色，易医乎！住院乎！游疑不定。余漫应之曰："容我思考，当必图谋。"实则自愧学浅，殊负友人之托。凡医者遇此，个中甘苦，谅有同感。是日也，适有某医院会诊之行，该院有陈树森主任，余之医友也。陈君好学不倦，临症不苟，中医既有根基，尤广新知，不泥于古，不薄于今，囊中蓄方颇富。询之，出一方，奇而简，谓可试用，余袖之而归。病者腰痛，腰为肾之府，肾气虚极可知，血下如崩，止血为急。此方仙灵脾、仙茅乃补肾之猛将，马齿苋闻止血之功最纯，非特治痢，更加之菟丝子、枸杞子、川断、熟地、当归等以助之。药仅八味，精不贵多。当晚即修函拟方寄之。不经旬，血即止，且喜腰痛大缓。此病，医者热肠，病者坚信，连服此方近百剂。现观察一年，月事每次应期，间见或前或后，差之只三五日而已。

夫医学一门，领域深且广矣。一人之学，孤陋寡闻，众人之识，浩阔无际。相传，叶天士有十七师之多。新社会已大异于往，守方视之如枕秘而不宣者，甚寡。何处无良师，何时无益友，余滥竽医界，忽忽四十有余年矣。治病偶效，半多得诸师友之教益。语云："学问，学问，学自问来。"故额余居曰"问庐"。

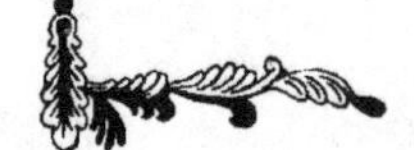

口　糜　泻

——试治口糜泻一例

祖国医籍，浩若渊海，一人有限之韶光与精力，实不可胜读也。各科病种之多，尤难责详尽。吾人所能知者，固沧海一粟耳。大抵常见病易知，而罕见病则难晓。所谓罕见云者，以文献记载少，师生授受少，临症见者少。惟其有三少，即偶遇之，一见则能识其病者亦难，故余之于罕见病亦寡闻焉。

1975年夏，余医友黄君来访，谈及某中学之一女教员，其病颇异，上则口舌糜烂，几无完肤，下则泄泻，偶或便血，每日多则二十余次。是病特点，口糜甚则泄泻缓，泄泻重则口糜轻，此起彼伏，上下互移，中西医治之久矣，似感棘手。“病者求医若渴，先生能否为之一诊乎！”余漫应之，可以一试。来我院中医科就诊，症候一如黄君所述。脉细弦，苔因渍已剥，难辨真象，质则嫩红。以口碍于纳，肠不吸收，又兼肝病，因之气怯神衰，形体削减。检阅前方，大概皆理脾土，清上焦之味，治颇不误。何以竟顽固如此？当时余亦大有无路可走之势，窘困之际忽忆幼年习医，尝读《医宗金鉴》一书，载有所谓口糜泄者，病者所患殆非即此症耶！《医宗金鉴》有歌：

口糜泄泻虽云热，上下相移亦必虚，
心脾开窍于舌口，小肠胃病化职失，

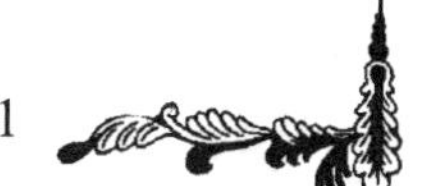

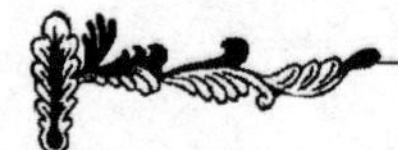

糜发生地通连草，泻下参苓白术宜，

尿少茯苓车前饮，火虚苓桂理中医。

［原注］口疮糜烂泄泻一证，古经未载。以理推之，虽云属热，然其上发口糜，下泻即止，泻泄方止，口糜即生，观其上下相移之情状，亦必纯实热之所为也。心之窍开于舌，脾之窍开于口，心脾之热，故上发口舌，疮赤糜烂。胃主消化水谷，小肠盛受消化。心脾之热下移小肠胃腑，则运化之职失矣，故下注泄泻也。口糜发时，晚用泻心导赤散，滚汤淬服之，即生地、木通、黄连、甘草梢也。下泄泻时，早晚用参苓白术散，糯米汤服之。若小便甚少下利不止，则为水走大肠，宜用茯苓、车前子二味各等分，煎汤时时代饮，利水导热。若服寒凉药口疮不效，则为虚火上泛，宜用理中汤加肉桂，大倍茯苓，降阳利水，降阳而口糜自消，水利泄泻自止，并可愈也。

余即师其理法，略参己意，以参桂理中汤间投木通、草梢、黄芪、云苓、合欢皮、车前子之味随症进退，佐培益肝肾之药。病者坚持服药二三月中，以病久正虚，虽时有反复，但症已确见好转，口糜经月不发，大便逐见转实，汤药之外，并以细辛为末敷脐部，对口糜泻泄均大有裨益。惜医者因心疾病休，患者亦中断就诊，未遑继续观察，未竟全功，颇感憾耳。

医界友人，有对此症，疑为属于胶原病者，与白塞氏综合征有近似之处，可靠之有关记载不备，故无从推断云。

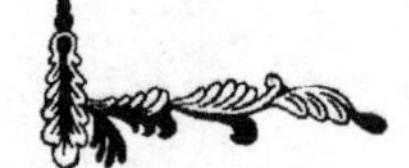

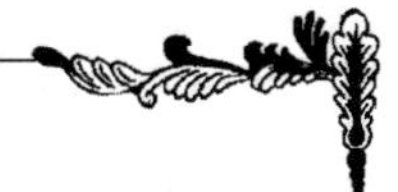

腹痛下痢

——应用四逆散治疗一例腹痛下痢纪实

《伤寒论》曰："少阴病，四逆，其人或咳，或悸，或小便不利，或腹中痛，或泄利下重者，四逆散主之。"

此条所指乃阳为阴郁，不能宣达于外，而致四逆者所言。与纯由阴气太盛，不克温通四末之见四肢厥逆者不同。治之惟宜宣达其阳，内舒其郁，其证自解，故用轻透之柴胡以散郁，苦温之枳实以开结，酸寒之芍药以化阴，甘平之甘草以和中，寥寥四味，一疏达表里，周旋内外之良剂也。至其所列之咳，小便不利，腹中痛，泄利下重者，诸候皆冠以"或"字。或也者，可见可不见之症也。且系个别存在，非同时出现之症候群，故又分别对症加味以治之。据此，柴胡、芍药、枳实、甘草乃四逆散之基本处方也。

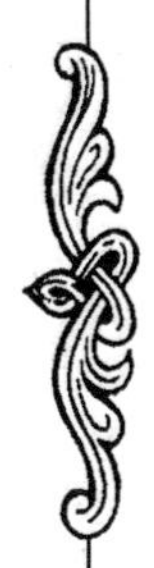

1975 年 4 月间，我院中医科一门诊患者邢某，男性，33 岁，某机关工人。自述腹痛已半年有余。其症环脐腹痛，喜按喜温，常屈身以缓之。痛则即有便意，但又不能爽下，下重如痢，多夹黏液，日便多则 7 ~ 8 次，少亦 2 ~ 3 次。大便经化验有时每高倍视野白细胞 15 ~ 20 个。我院内科诊为结肠炎、结肠过敏。消炎缓痉之西药投之屡矣，而病不少除，所用中药，多为香运理气，温中化滞之味，但效亦不著。诊脉沉细而弦，舌质淡红，苔薄腻。二年前有急性痢疾史，宿疾有支气管炎，时咳，动则心悸，余则眠食尚可，体

亦未衰。

审其病情，确与四逆散之所主，颇相符合，即迳投下方：

柴胡五钱　白芍八钱　枳实三钱　甘草二钱　薤白六钱　附片（先煎）二钱　海螵蛸粉钱半

上方服三剂后，腹痛顿缓，便次渐少，下重亦轻。守方不更，连进十数剂，腰痛已微，黏液亦净，大便初硬后溏，诸候亦均向安。病延半载，证已见效，患者轻快，医者欣然。

按：第一，四逆散重在四肢厥逆，而本病并不四逆，迳投此方又何以解之？病者之所苦者，为腹痛下利，但称每日午睡之后，全身似觉冷气四彻，啬啬恶寒，且必待汗出后其症乃止，实际诊时，病者虽未明言四逆，却在无意中已将病机透露矣。医者幸未漫然放过。审之，此即阳为阴郁，欲求阳通之象，特其病势较微，未至四肢厥逆之甚耳。读《伤寒论》，必须活看，尤忌临症时心粗气浮，以致坐失病机，故读书万不可只从字面上解之，而死于句下，况此病历时半载，已形慢性过程，其病理反应，久之必渐缓弱也。焉知病者初起，未必不见四肢厥逆之症，惜门诊病人，固难远究细问也。

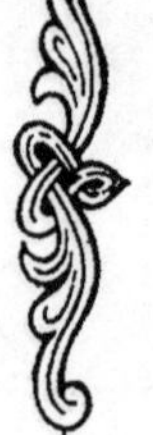

第二，应用伤寒古方，贵在审证，盖有是证则用是药。此证之用四逆散，实一颇具典型之病例，经方谨严，勿庸再事增减。医者曾加海螵蛸粉一味，以《神农本草经》有治环脐腹痛之说，用之虽无妨碍，但终嫌蛇足，有失精炼耳。

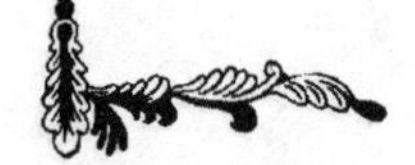

郁寒发热治用辛温一案

凡中医之言热性病者，大别之，可分为二，即伤寒与温病是也。二者病因不同，治法亦异。伤寒为寒邪，治以辛温，温病为热邪，治以辛凉，自应分别论治，勿容混淆。

从学术之发展言，伤寒为源，温病为流，从源溯流，实系同一体系。《伤寒论》对寒邪证治较多，至于伤寒之由寒邪郁久化热，此属伤寒之变证，论中亦多论述。此证，与外感温邪以阳从阳，纯属热证者，最当详辨，否则必误寒为温，必投清凉，宜其久治不愈也。然此亦不足为怪，有人惑于“古方不能治今病”“南人无真伤寒”等说，实则谬也。古方果不能治今病乎？徐灵胎有言：“……不知古人以某方治某病者，先审其病之确然，然后以其方治之，若今人之所谓某病，非古人之所谓某病也。如风寒杂感，证类伤寒，实非伤寒也，乃亦以大剂桂枝汤汗之，重则吐血狂躁，轻则身热闷乱，于是罪及仲景，以为桂枝汤不可用，不自咎其辨证之不的，而咎古人之误人，岂不谬乎。”

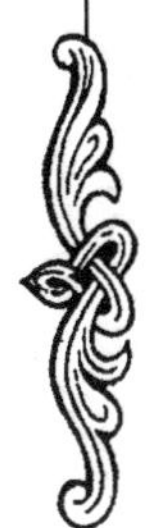

问题不在古人，而在于运用是否恰当。再者，仲景之后，历代医家，莫不以经方为辨证论治之轨范，非只施诸伤寒时证，用之各种杂证，而立起大证者多不胜数。远者不谈，即如时贤外科吴咸中大夫以《伤寒论》之大柴胡汤用于急性胰腺炎者，谁谓古方不能治今病耶！“古为今用”，其斯之谓也。

至于“仲景方不适用于南方”，或者“南方无真伤寒”，

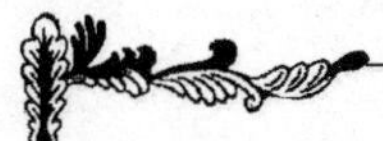

更属一偏之见。吴鞠通为晚清南方温病之一大家，其治伤寒，未尝尽舍麻桂而独用辛凉，南方无真伤寒之说，不攻自破矣。

近更有人对中医理论尚未深入，药性亦似浅尝，基于西医治疗热性病，概以抗生素应之。清热解毒者，即西医之抗生素也，异曲同工，何难结合？故一见发热，伤寒何必辨六经，温病何须分三焦，相对斯须，便处汤药一剂清热解毒，则解热之能事毕矣，中医治病果如是之轻而易举哉！望学者深思，再深思！

试举一例以供参考：

有一病焉，持续高热，病因不明，热亦难除，医者每窘之，病者每苦之，无以名之，谓之发热待查。

1976年1月间，我院内科门诊转来15岁之男性患者。高热缠绵已逾月矣。家住外地，遍治无效，始来京就医。奔走京市各大医院，复经多方检验，结果依然为发热待查，热终不退，言下大失所望，不禁怅然。所持中医处方概为石膏、紫雪、芩、连、银、翘、桑、菊、生地、玄参清热解毒之类。未见一方有改弦更张者。

询之，患儿初病，倦怠违和，寒热体痛，以为感冒，未足介意，继后热升，体温持续在39℃以上，午后犹甚。自是发热必微恶寒，虽时自汗，热亦不为汗衰。热甚并不思饮。左耳后有核累累，大如鸡卵，小如蚕豆，按之亦不甚痛。脾大1厘米，胁弓下自称有困闷之感。心中时烦，不思饮食。1974年曾有类似发热，北京某医院诊为“反应性淋巴细胞增多症”，曾予抗生素，体温不降，后加激素强的松热退出院。

据以上病情分析，此儿证属伤寒，寒束于表，失于温散，表症不解，里热未实，故盘据于半表半里之间，故胸

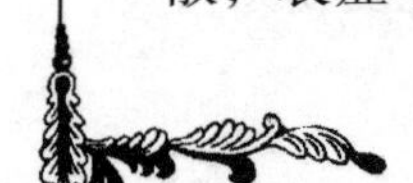

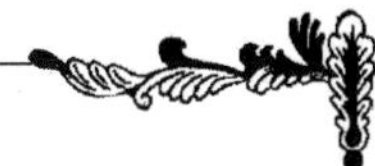

胁苦满，耳左有核，少阳行身之侧也。少阳病柴胡症，但见一症便是，不必悉俱也。本可以小柴胡汤即可。然每微恶寒，知发热虽久，而表证仍留有未尽，故取柴胡桂枝二汤各半之。柴胡三钱，半夏三钱，黄芩三钱，党参一两，生姜二片，大枣五枚，桂枝二钱，白芍三钱。六剂后。得微汗，高热顿衰，午后热低至37.1℃左右，汗亦减少，耳后核亦逐消。胃纳有加，表达里疏，长达三逾月之高热竟告霍然，姑存此案，以示伤寒与温病有别。

寒疝治验二例*

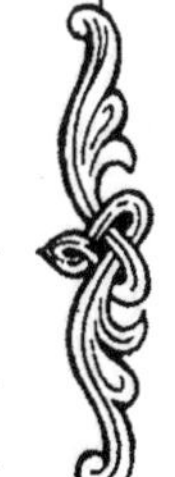

疝气一病，概括病症较广，向有七疝之称。大皆指少腹痛引睾丸，或睾丸肿痛之谓。《诸病源候论》云："疝者痛也，此由阴气结于内，寒气搏而不散，腑脏虚弱，风冷与邪气相击，则腹痛里急，故云寒疝腹痛也。"清尤在泾曰："疝者痛也，不特睾丸肿痛为疝，即腹中攻击作痛，按引上下者，亦得名疝"（《金匮翼》）。今吾所举二例如《金匮要略》所载之寒疝证也。

1973年6月间，有干部沈某，年50余岁，有多年宿恙，为阵发生腹痛，因旧病复发，自外地来京住我院。1959年曾在我院做阑尾炎手术，术中腹腔探查，并无异常。此次诊为胃肠神经官能症。自述，每发皆与寒冷疲劳有关。其证，

* 以上四文，曾载《新医药学杂志》1978年第12期第14页，标题为"魏龙骧续医话四则"。

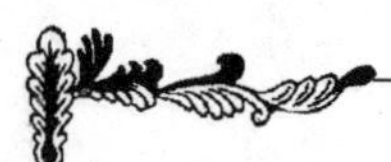

腹痛频作，痛无定位，惟多在绕脐周围一带，喜温可按，痛甚以至汗大出。查舌质淡，苔薄腻而滑，脉沉弦。诊系寒气内结，阳气不运。寒则凝滞，热则流通，寒者热之，是为正治。曾投理中汤，药力尚轻。若不胜病，非大乌头煎不可，故先小其量以消息之。乌头用钱半，以药房蜜煎不便，盖蜜煎者缓其毒也，权以黑豆、甘草以代之。二剂后，腹痛未作，汗亦未出，知药症相符，乌头加至三钱。四剂后复诊，腹痛已止，只腹部微有不适而已。第见腻苔已化，舌转嫩红，弦脉缓和，知沉寒痼冷得乌头大热之品，焕然冰释矣。病者月余痊愈出院。

据《金匮要略》论治寒疝方有三则：即大乌头煎宜于寒气内结，阳气不得之腹痛肢冷者；乌头桂枝汤宜于表里皆寒者；当归生姜羊肉汤则宜于血虚寒疝，又治妇人血虚动于中，以养血补虚。经云：精不足者补之以味，后世每多以血肉有情之品，故此方用途颇广，非只疝也。

惜乌头桂枝汤，当归生姜羊肉汤之应用，当付缺如。不期，我科李文瑞大夫于门诊适遇是病，分别缓急，治颇洽当，足以弥补余案之不全，喜而羽翼于其后，以饷阅者。

1973 年 8 月，一小学女教师，年 23 岁，病腹痛久久不除，由河北景县特来京就医。病者，素秉虚质，弱不禁风，罹腹痛绕脐而作，剧则汗出，时作时止，缠绵不休，纳减神疲，难以坚持工作，在家病休已半年有余矣。脉沉细而弦，舌质淡，苔薄白，绕脐而痛，时冷汗出，喜按喜温，每欲得热饮以缓之，四肢往往不温。此乃正虚里急其本，而致卫气又不荣于外，故肢冷。当兼顾表里，分别缓急，进乌头桂枝汤。乌头易制附子三钱，桂枝三钱，白芍三钱，红枣十枚，生姜三片，炙草二钱。五剂后，腹痛如失。再七剂，神色皆

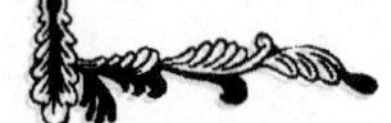

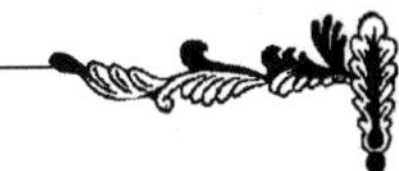

振，纳谷有加，脉细，舌嫩红，四肢温暖，寒象已去，而血虚不足，非可求速效也。故予方当归生姜羊肉汤十剂，嘱常服调养，久必有功。病者喜形于色，欣然返里，两月之后，病愈信来，称谢不已，并已恢复工作云。

慢性痢疾有采轻导而愈者*

痢疾古称肠癖，以利下不爽，故又名滞下，乃常见而多发者，本非难治，然迁延日久，则往往经年累月，缠绵不已，既属慢性，治之亦较棘手。

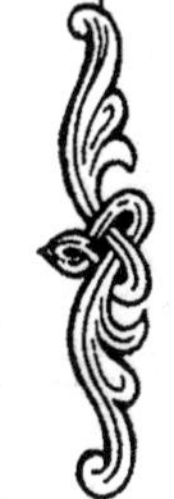

1974 年 3 月间，有一女知识青年王某，乃本院职工之亲属。据述，半年前在农村插队忽染痢疾，日十余次，尽为脓血黏液，里急后重。在某医院予痢特灵、土霉素、颠茄等。一时药确特灵，病即痊可。然不久，腹部隐痛不断，黏液便又作，间杂脓血，日二三次，时重时轻，实则病根犹未除也。如是历半年有余，直至 1974 年 1 月始来我院内科门诊，予药一如既往，又以痢特灵保留灌肠，先后 7 次。最后，肠液与大便一泄如注，灌肠不能保留而罢。旋来中医科服中药，我科集思广益，会诊研究。据乙状镜检查所见，下端黏膜充血，内有乳白色黏液，中多白细胞。舌苔白腻，脉细有力。初投白头翁汤，清热解毒，凉血止痢；以腹凉喜按，用理中以温之；四君之类平妥补之；以后重下坠，升麻

* 以上九文，曾于1977年12月辑为一本，名为“魏龙骧临证随笔”，作授课样板。

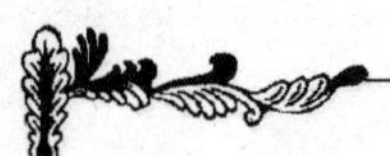

补中以举之；痢久黏液不涩，以酸收以敛之。各有思路，理法有据，何以迄乏显效哉。此症诚顽固难已，复经反复探求，病者下痢半年，形体未减，饮食营养尚可，脉虽细而有力，舌虽嫩红，而苔仍腻白。缘痢属湿性浊，最黏腻而潜藏于曲折迂回之外，既非荡涤一下可净，又非收摄补中可止。于是，商拟采取轻导手法，方如厚朴、槟榔、军炭、黄连等行气化滞之味；时而使服香连化滞丸，师丸者缓也之义，缓则守而不走。药之病始好转，逐见痊可。痢久伤脾，继之以玫瑰花、玳玳花、扁豆、山药、莲肉、木香清补之品，以善其后。至今已二年矣，病者现在颇康健云。

高年身痛，养阴益胃案*

潘老，1986年9月5日初诊。九旬高龄，虽属得天独厚，秉赋有余，究属气血既衰，故以俯拾小劳，筋骨难胜小挫，卧则反侧即痛作若痉，况经年案牍劳形，久坐伤肾，有由然也。至于食不甘味，乃胃阴不克濡养之故。察舌如镜面状，乏津可征。脉见弦细，偶有代象。愚见以甘酸化阴、甘缓为治，未许速效，于病或有小补。疏方备候，钟朴道兄政定。

北沙参15克，麦门冬15克，霍石斛15克，山茱萸3克，谷稻芽（各）10克，白芍10克，甘草3克。试服3至5剂再议。

二诊：9月12日。投药5剂，而精神顿爽，且喜舌已

* 此文刊于《中医杂志》1987年第1期第26页，朱步先整理。

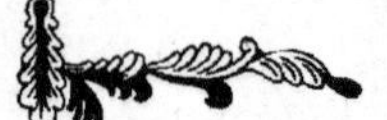

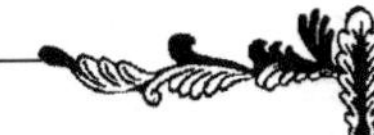

萌苔，纳谷甘味。高年虚秘，未可议下，脉气有起，胃津趋复，佳象也。前方既效，勿事更张，少为变通可也。

霍石斛15克，北沙参15克，麦门冬15克，白芍10克，山茱萸3克，甘草3克，谷稻芽（各）10克，乌梅3克。5剂。

三诊：同年10月10日。前方连进，胃纳已开，痛亦大缓，苔萌津回，药已得效，秋凉已至，饮食寒暖，诸当珍重。

石斛15克，麦冬15克，山茱萸5克，白芍12克，生地12克，甘草3克，六神曲5克，生麦芽10克。10剂。

此系著名老中医魏龙骧诊治潘老案。从案中分析，潘老之主要见证有二：一因“俯拾小劳”，以致筋骨疼痛，难以反侧；二为“食不甘味”。患者九十高龄，气血俱衰，若以体衰则当补，若以筋骨疼痛则当通，立法用药，颇宜斟酌。诊脉弦细，偶见代象，高年心气不足，见之未必足怪。魏老以“镜面舌”为辨证之主要着眼点，从甘酸、甘缓立法，确有卓见。盖舌如镜面状，乃津液亏损之征，尤示胃气虚馁、生气索然。斯时辛香理气、活血止痛套方，断不宜施。案药取沙参、麦冬、石斛之甘凉濡润，以充养胃阴；谷、稻芽养胃和中，且能升发胃气。俾胃开思食，则化源滋生。因“痛作若痉”，故用芍药甘草汤甘酸化阴，解痉缓痛。方中山茱萸一味，颇堪玩味，山茱萸为益肾温肝之品，能补下虚，而助肝之疏泄。张锡纯对此品颇有妙解：“山茱萸得木气最厚，酸收之中，大具开通之力，以木性喜条达故也。《神农本经》谓主寒湿痹，诸家本草多谓其能通利九窍，其性不但补肝，而兼能利通气血可知”（《医学衷中参西录·第四卷》）。补中寓通之性，施之于精气虚衰、经脉不利之证，堪称允当。初

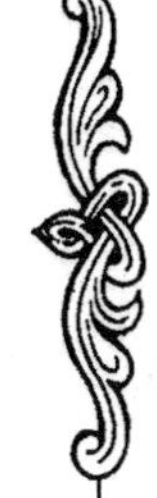

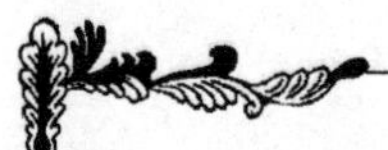

诊以甘酸立法，用药不过八味，既可见整体配合之妙，又可见选药之匠心。

二诊“舌已萌苔，纳谷甘味”，系胃气来复之佳象，便秘亦系体虚津少、肠腑失润之咎，故不宜通下，乃用上方加乌梅，此物之性，叶天士云：“梅占先春，花发最早，得少阳生气，非酸敛之收药”（《临证指南医案·木乘土》）。生津养胃以助化物，亦彰酸甘化阴之功。三诊原意略事出入，为善后调理之需。

魏老此案，从描述症情、分析病机，到立法用药，环环紧扣，一气呵成，既反映了魏老个人的风格，亦较好地体现了中医医案的特色。个人反复学习，获益良多，不揣浅陋，谨将学习心得笔之于上，请识者不吝赐教。

“笔管屎”症，健脾宽肠案*

张某，男，60岁，1986年4月22日初诊。宿患风心病、糖尿病，自1984年夏又患大便艰涩，三五日一行，每如厕，恒二时许，苦蹲良久，虽有便意，但不易解下，即使解下，其便亦细如笔管，不干，量少，矢气亦不畅。伴见食欲不振，腹痛，腰脊痛。曾在京由西医作各种检查，有曰直肠狭窄，有曰直肠息肉，有曰结肠炎症等，治疗一年，终不见效。中医或按肠燥治，或按脾约治，或予补益中气之剂，亦无寸功。舌苔糙厚，脉沉细弦。先予疏肝运脾、通阳泄浊

* 此文刊于《中医杂志》1988年第4期第18页，李俊龙整理。

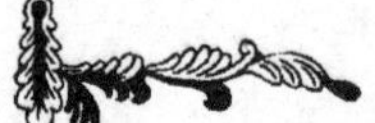

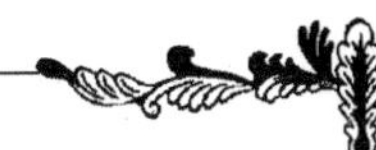

之剂消息之。药用四逆散加薤白、乌药、厚朴、白术、茯苓、荷叶。服10剂，证如前，仅矢气较畅，再拟运脾行滞，参以缓泻之法。药用：白术、枳壳、乌药、槟榔、薤白、木香、莱菔子、沉香、厚朴。7剂。另：番泻叶15克，每日3克，沸水泡，代茶饮。药后矢气畅通，腹痛亦减，大便仍细，不能畅行。舌苔糙厚，脉沉。又议行气豁痰、肃肺利肠为治。药用白芥子、莱菔子、苏子、杏仁、槟榔、乌药、木香、厚朴、白术、砂仁、沉香等出入，进14剂。腹痛大减，腰脊略酸，每次大便，其形扁细，仍然困难。舌胖大、苔白，脉沉无力。反复思维，责之脾肾阳虚，津液难以敷布；胃气不和，大肠失传导之力。予温补脾肾，佐以理气和胃。药用：白术20克，肉豆蔻10克，上肉桂6克，干姜3克，台乌药12克，厚朴15克，党参15克，炒莱菔子12克，大腹皮10克，沉香粉3克（分二次冲）。7剂。药后诸恙均减，大便每日二三次，且排便时间大为缩短。续予前法：伍入理血之品。药用：党参15克，白术30克，干姜5克，甘草5克，当归10克，白芍12克，乌药15克，厚朴15克，升麻3克，炒莱菔子12克，沉香粉3克（分二次冲）。7剂。此后大便每日一次，排解畅快，其形正常，食欲颇振，精神大增，舌苔转薄，脉细。予上方加荷叶再进7剂，大便完全正常，随访一年未见复发。

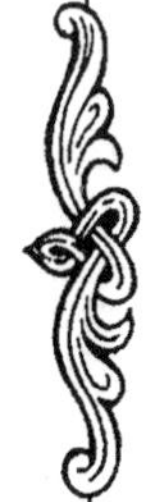

评议：张某所患之恙，大便并不干结，惟排解甚难，其状细如笔管，即“笔管屎”症，故属疑难。魏老初临此证，从食欲不振、腹痛、矢气不畅着眼，予四逆散加术、朴等疏肝运脾，薤白滑利通阳，未能中的。继据舌苔糙厚等见症，予六磨汤去参，加术、朴、薤白、莱菔子，配合番泻叶泡服，以破坚结而通肠腑，亦未见效。又从肺与大肠相表里的

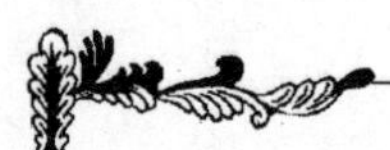

关系考虑，参入三子养亲汤，降气豁痰通利大肠，药后腹痛大减，但笔管屎依然。后予理中汤加肉桂等，遂见转机。此证几经推敲，其间得失，殊堪探究。

考清·沈金鳌《杂病源流犀烛·大便秘结源流》中，谓大便秘结、大便不通之候“皆肾病也”。盖宗“肾司二便”之旨。张某宿有风心、糖尿之患，其正气之虚，自不待言。肾虚失于蒸化，脾虚津滞不行，而致大肠气津两虚。津乏则便结，气乏则难于传导，故成笔管屎症，诚沈氏所谓：“虚人阴冷而血干枯，老人阳虚而气道塞，此则由大肠之挟冷者也。”此案曾予疏肝运脾、通阳泄浊、理气破坚、利肺通肠诸法所以乏效，盖因其未能切合脾肾阳虚、津液难以敷布之病机。魏老细察证情之本，转予理中汤加肉桂以温脾肾之阳，辅以理气和胃之品，标本兼顾，获得效机。其中重用白术通大便，是魏老独到之经验。取其崇土化湿，敷布津液；借其健运脾气之功，以助大肠推荡之力。肉桂功擅温阳，此取“辛以润之”之意，盖因其能布阳和、散寒凝、通津液也。

“撞红”崩漏，滋阴清相火案 *

黄某，女，29岁。1984年10月11日初诊。据述月事一向正常，今年8月下旬，忽然时崩时漏。前医所投，均系固摄止血之药，病延40余日，症情依然。脉弦细而数，舌

* 此文刊于《中医杂志》1988年第4期第18页，朱步先整理。

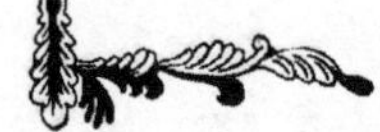

色赤少苔、尖部有红点。经色深红，未见血块，亦无腹痛。唯足心手掌偏有热感，兼有疲乏，入寐不沉，余无所苦。细推病源，缘由相火妄动，热侵阴络，冲任被扰所致。见血止血究属治标，非治本之图。姑拟育肝阴，平相火，消息治之。

女贞子 12 克，旱莲草 15 克，全当归 10 克，杭白芍 12 克，元参 15 克，川芎 3 克，黄芩 12 克，黄柏 12 克，艾叶 10 克，白茅根 20 克，丹皮 12 克，真阿胶 18 克（蒸化分两次烊化汤液内）。5 剂。

二诊：证见小效，少事变通之。

大熟地 20 克，当归 10 克，白芍 15 克，川芎 5 克，艾叶 12 克，黄芩 12 克，黄柏 14 克，旱莲草 15 克，女贞子 12 克，元参 18 克，丹皮 14 克，白茅根 30 克，藕节 5 克，真阿胶 18 克（蒸化分两次烊化汤液内）。10 剂。

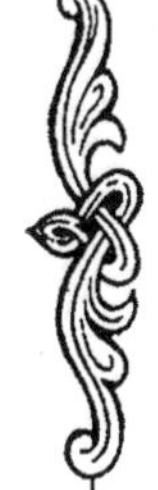

三诊：投药十数剂，崩漏已愈，月事按期而来，如期而去。脉渐平，舌尖绛赤。再拟方巩固之，务宜注意摄生为要。

益母草 30 克，当归 10 克，白芍 15 克，生地 30 克，川芎 6 克，黄柏 3 克，知母 3 克，丹皮 15 克，白茅根 30 克，橘络 3 克。7 剂。

评议：魏老诊治黄某崩漏一案，前医治疗，初从其漏下淋漓不断，掌热体倦，予党参、生熟地、阿胶、生蒲黄、贯众、鹿衔草等益气养血、凉血固冲之剂，不效；继则从下行伴有血块，少腹疼痛，予当归、生熟地、蒲黄、五灵脂、益母草、三七等养血化瘀，又不效；再则从漏下色淡质稀、脉虚弦着眼，予党参、黄芪、山萸肉、赤石脂、龙骨、牡蛎、椿根皮等塞流固冲，仍不效。药证似乎相当，而屡投不

应，何也？魏老探询其因，察其所由，盖燕尔新婚，不慎于内（俗谓之“撞红”），崩漏遂作。由斯推断其病机为“相火妄动，热侵阴络，冲任被扰”。经色深红、手足心觉热、舌色赤少苔、脉弦细而数，皆其候也。阳亢则阴伤，热逼则血溢。益气之剂，温升有助于热炽；养血之品，无益于相火之潜降；收敛之药，难以遏血热之妄行。审证必求其因，改投清相火、滋肾阴、凉营血之剂。方中芩、柏之属，以制阳亢之有余；胶、芍、元参，以益阴液之不足；辅以茅根、丹皮凉营祛瘀。方药平淡无奇，但切中病机。其遣方用药，颇多耐人玩味之处。既属热扰冲任，何须又用性温之艾叶？盖苦寒之品，虽可清热泻火，以遏血热妄行之势，但能凝瘀，瘀阻冲任，则新血难以归经，其必暂止而复来。故用艾叶为反佐，既有止血引经之功，又可防凝瘀之弊。诚如《素问·调经论》云：“血气者，喜温而恶寒，寒则泣而不流，温则消而去之。”再如川芎乃血中气药，血证多在慎用之列，方中小其剂量，静中有动，既可行胶、地之滋腻，又具有调和气血的作用。看来中医临证必须四诊合参，而问诊之于妇科，尤贵深究周详，否则讳言之隐，医者不知，难免有见症治症，舍本逐末之误。

皮肌炎病，清营泄热案

李某，女，17岁，学生，1962年2月8日起病，始则头痛发热，伴见心悸，作感冒论治，两周后热未解，继作风湿热治疗，又怀疑“甲亢”，服碘剂未效，于4月5日住院。

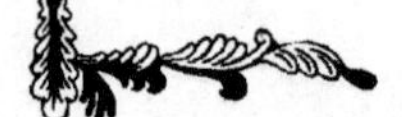

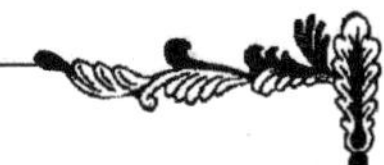

其主要症状：低热身痛，腰痛，行走乏力，血压偏高，心率偏快，采用大量抗生素、抗风湿药治疗未效，一周后出现高烧，最高时达41℃，腰部剧痛不能直立行走。化验室检查：尿蛋白（++），可见肉眼血尿。又作肾盂肾炎治，但效果仍不显著，体温时高时低，于1963年7月在首都某医院经多方检查后，诊为“皮肌炎”，乃用激素治疗，但不规则的高热时有发作，余恙未见减轻，于1965年5月11日求治于魏老。

证见：腰部疼痛，不能直立、弯曲，四肢烦疼，步履艰难，身热，午后尤甚（T39.8℃），舌尖微赤、苔灰白，脉数。病延三载余，殊属顽缠，先从风湿痹着论治，予麻杏苡甘汤加石膏以消息之。并嘱停服激素。药后平平，身热、肢痛、腰痛未见减轻。推究病机，非风湿阻于经脉，热邪留恋气分，故上方未能获效也，转予凉营清热法。处方：犀角6克（先煎），干地黄18克，元参12克，麦冬9克，赤芍9克。5剂。服上方后身热开始下降，乃予原方加丹皮6克，白薇9克，知母6克，金银花9克，紫草茸6克，红花6克，甘草6克。7剂，并配合服用六味地黄丸。药后体温下降至37.8℃，腰痛、肌痛亦见缓和，惟食欲不佳，脉沉弱而数、尺部尤弱，舌淡嫩、苔薄，时有恶寒肢冷之象，宜予凉营散瘀方中，参入益肾通阳之品。处方：犀角9克（先煎），干地黄30克，元参15克，麦冬6克，丹皮9克，甘草6克，紫草9克，红花6克，地龙9克，巴戟天9克，川断9克。4剂。药后体温基本稳定，腰痛大减，惟午后时见低热，遂于上方去犀角加银柴胡3克，青蒿6克，鳖甲12克，服10剂，午后低热挫减，但腰部、肌肉疼痛仍作，食欲不振，大便溏薄。系久病脾肾阴阳两虚，拟补益脾肾，两调阴阳。处

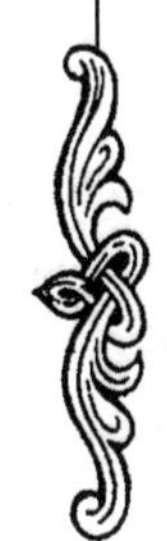

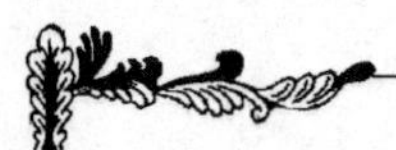

方：干地黄30克，麦冬9克，茯苓9克，白术9克，巴戟天9克，金狗脊12克，川附片6克，怀山药30克，甘草6克。6剂。药后病情进一步好转，以后用药，益气和营，取黄芪、党参、桂枝、白芍、生姜、大枣；补血养血，取当归、干地黄；凉营散瘀，取赤芍、丹皮、桃仁、红花；益肾壮腰，取续断、桑寄生、狗脊、巴戟天。因证发药，计治疗四月余，体温正常，腰痛消失，举步自如，于1965年9月，回学校复课。其后曾以下方巩固治疗：干地黄15克，怀山药15克，巴戟天12克，菟丝子9克，狗脊片12克，黄芪30克，桃仁3克，红花3克，川断9克，萆薢9克。坚持服30剂，身体完全康复，34岁结婚，得一子。追访20年，身体一直健康。

按：现代医学认为，皮肌炎属结缔组织疾病，其发病原因可能与自身免疫有关。从中医学的角度看，一般认为属于“虚劳”范畴。但虚劳包括的范围甚广，皮肌炎的临床表现也相当复杂，必须精心辨证，立法用药，方能切中病机。就此案的发病来说，身痛、腰痛，似属经脉痹闭之证；行走乏力，则提示正气虚衰；不规则的发热，乃热邪深伏、正邪纷争的反应。至其出现腰部剧痛，尿蛋白和肉眼血尿，则肾虚络痹、热伏营分之象已著。证象虚实错综，用药自属棘手。观魏老处方，起初从午后热甚、四肢烦疼着眼，予麻黄杏仁薏苡甘草汤加石膏治之，此汤仲景原治“病者一身尽疼，发热，日晡所剧者”之风湿病，可望风湿之邪从表而解，加用石膏，则冀热邪从里而清。无奈邪热深伏营分，此汤不能鼓营中之邪外达，故投之不效。二诊投犀角地黄汤出入后，病势即获逆转，盖赖其清营泄热之力也。此案用药，尚有下列特色，可供揣摩。其一，凉营与养阴、散瘀兼行。热伏营

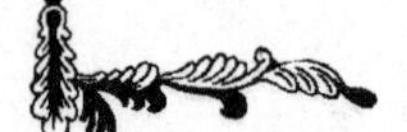

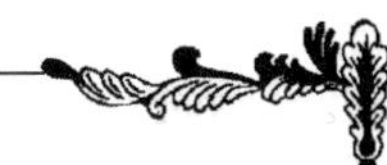

中，既可迫血妄行，而津液耗损，又可致瘀。身痛为瘀滞之象，腰部剧痛，尤为肾虚络痹之征。养阴可复亏损之阴液，散瘀既可促邪热清泄，又能宣通痹闭。案中养阴多取元参、麦冬等品；散瘀则取赤芍、丹皮、桃仁、红花之属。其二，燮理阴阳，毋使偏胜。此案病情减轻后，一度出现食欲不振、大便溏薄，及时采用脾肾阴阳两调之法，以地、冬与术、附同用，即体现了这一学术思想。综观全案，不规则的高热退后，在凉营散瘀方中，常配合巴戟天、川断、狗脊等品，其意即在阴阳两调。上述诸药，有益肾而壮奇脉的作用。巴戟天温而不燥，与桂、附刚愎有间。此证阴伤于前，阳不足于后，故应尽量少用温燥阳药，这是魏老选药的精到处。

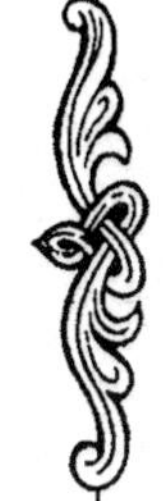

红斑狼疮，扶正解毒案*

徐某，女，1982年5月起病，始则全身关节疼痛，阴雨天更甚，经常感冒，未加注意。1983年5月做人工流产术后，关节疼痛加重，且面部出现红疹，奇痒。于同年7月住南京某医院治疗，先后予抗风湿药、强的松，病情反复发作，且出现尿少、浮肿、纳减、胸闷、乏力、心悸、右臂麻木等现象，经多方检查，确诊为系统性红斑狼疮，伴见肝、肾功能损害。经用中西药治疗一个月，症状有所控制，但自觉副作用很大，全身乏力，心悸不宁，精神长期处于兴奋状

* 以上两文，刊于《北京中医杂志》1989年第1期第5页，朱步先整理。

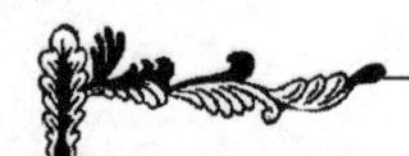

态，遂于1984年4月1日转求魏老用中药治疗。

诊见周身关节酸痛，低热缠绵，头痛，烦躁，面部有圆形红斑，身发疱疹，瘙痒不安，口渴欲饮，面浮肢肿，行走无力，舌质红、苔薄黄，脉沉细而数。阴阳毒邪，内陷入脏，肝肾受累，宜扶正达邪，解毒通络。处方：黄芪15克，当归5克，女贞子15克，菟丝子12克，白花蛇舌草20克，山药15克，升麻5克，鳖甲20克，白鲜皮10克，秦艽15克，青蒿10克，羚羊角粉3克（冲）。15剂。服上方颇适，察舌尖有绛点，诊脉细数，予上方之意，参入凉营化瘀之属。处方：黄芪30克，女贞子30克，白芍18克，当归10克，海风藤15克，山萸肉15克，熟地20克，山药18克，茯苓30克，泽泻15克，丹皮15克，益母草20克，广角片3克。15剂。药后精神颇振，行走较前有力，强的松减为每日30毫克，并停服雷公藤。因疱疹又发，以凉营解毒为主。药用：广角、生地、银花、连翘、大青叶、旱莲草、土茯苓、益母草、生甘草等，进14剂，证候趋于稳定，激素用量减为每日20毫克。以后用药，仍以扶正达邪为主。益气扶正，予黄芪、党参（其中黄芪用量渐增至100克）；滋阴益肾，予生鳖甲、干地黄、女贞子等；凉营散瘀，予广角、丹皮、桃仁、红花等；解毒透邪，取升麻、青蒿；祛风通络，取秦艽、海风藤。根据证情，以上述药物灵活组合，复方图治，前后11诊，服药220剂，治疗一年零四个月，经多项检查，指标均在正常范围，除每两日服25毫克强的松外，停用了全部西药，1986年5月追访，除有时感到小关节酸痛外，无其他不适。

按：现代医学把系统性红斑狼疮纳入自身免疫性疾病，中医学则隶属于“阴阳毒”的范畴。《金匮要略》早就有这

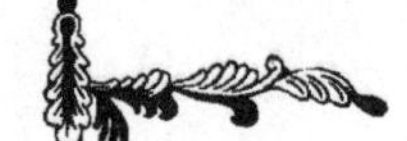

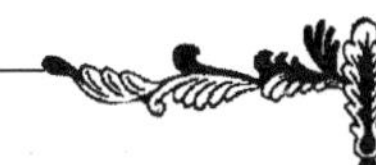

样的记载：“阳毒之为病，面赤斑斑如锦纹，咽喉痛，唾脓血”。“阴毒之为病，面目青，身痛如被杖，咽喉痛……”，与此病颇相仿佛。此案的发病，始则全身关节疼痛，阴雨天更甚，为风湿之邪外袭之征。及至面见红疹，有奇痒，则为邪毒入营之象。当病情发展至尿少、浮肿、心悸、胸闷，则肝、肾、心、肺均受累矣。由此看来，此证的演变，经历了一个风湿之邪外袭，继而入营，进而发展到多个脏器受到损害的过程。病情错综，虚实互呈。其虚，表现在五脏之受累；其实，表现在邪毒之藏匿。观魏老处方，即是在综合分析病情的基础上，权衡邪正虚实，既突出重点，又能照顾全面。首诊以黄芪益气，鳖甲滋阴，女贞子益肾，其意在扶正；用白花蛇舌草、升麻、青蒿，意在解毒透邪。阴虚阳亢，头痛烦躁，又取乎羚羊平肝熄风；风湿阻络，经脉痹闭，又取乎当归、秦艽养血祛风。二诊从舌尖有绛点，脉细数，参入广角、丹皮凉营化瘀。其浮肿之形成，固系肾虚气化不及，以致水湿潴留，但以久病络瘀，瘀阻水停亦有关系，益母草有化瘀行水之功，故方中选用之。当病情趋于平稳后，方中逐步增加黄芪用量，意在提高机体的免疫机能。此案处方用药，根据病情演变，将益气、补肾、凉营、化瘀、解毒、通络诸法有机结合起来，终于收到诸恙均去、各项检验指标正常、激素用量逐步减少的效果。

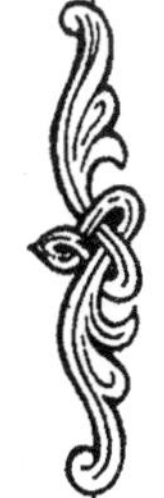

系统性红斑狼疮是一个相当复杂的疾病，其病理变化，概言之：正虚邪陷则病进，正复邪却则病退。扶正须识气血阴阳之不足，祛邪当识病位之所在。古之复方，系针对病情之错综复杂而设，魏老治此病，亦复方以图。然其复方主次分明，补泻有序，绝非杂乱无章者可比，这对我们确是一个有益的启示。

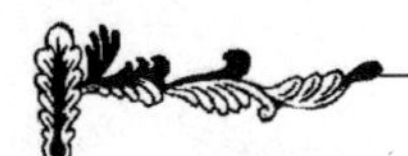

头风宿疾，养血滋阴、祛风逐络案

国某，女，34岁，1987年5月7日初诊。头痛数载，不时频作，剧烈时，偶触发根，即头痛如劈；以头碰墙，或则呕吐。西医诊断为神经性头痛。平素便秘，三五日一行，形如羊矢。形体略丰，舌淡苔薄黄、略腻，脉沉细而弦。病名头风，因迁延日久，故难取速效，拟方疏风抑肝，清火养阴之剂治之：藁本10克，白芷10克，川芎10克，钩藤10克，天麻10克，僵蚕10克，蒲黄10克，当归10克，生地30克，白术15克，赤芍、白芍各12克，生龙齿30克（先下）。7剂，水煎服，日1剂，另外，予当归龙荟丸4袋（每袋18克），每次口服半袋，日2次。

二诊，5月15日：当归龙荟丸因故未服。症如前，拟加重搜剔活络之品：全蝎3克，僵蚕10克，五灵脂5克，川芎10克，白芷10克，钩藤10克，天麻10克，乌蛇肉3克，生地30克，藁本10克，桃仁10克。5剂，水煎服。

三诊，5月22日：头痛减轻，且来势已缓，大便仍燥，脉弦，方用祛风行瘀活血之剂：益母草15克，藁本10克，白芷10克，川芎10克，僵蚕10克，天麻10克，钩藤10克，蒲黄10克，五灵脂5克，桃仁10克，赤芍12克，生地30克，全蝎3克，乌蛇肉3克。7剂。另包芦荟15克，自家研为细末，日3次，每次1克，温水送下。

四诊，5月29日：头痛大缓，大便已畅下，苔净脉和，再服7剂，以资巩固。川芎10克，白芷10克，钩藤15克，

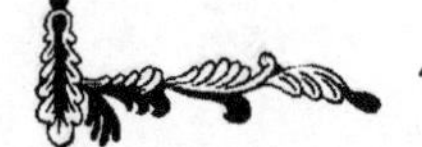

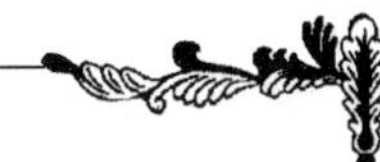

天麻10克，僵蚕10克，藁本10克，甘松5克，当归10克，五灵脂5克，蒲黄10克，生地30克，白术10克，桃仁10克，红花10克，全蝎3克，乌蛇肉3克，另备芦荟粉15克，服法同前。

评议：头风之病，常延数载，其势顽固，诸药罔效。读魏老为国某所处之方，颇觉贴切。头为诸阳之会，常宜风药升散，此例方用藁本、白芷，正合“头巅药饵，务宜清扬”之意；又病久入络，故以全蝎、乌蛇、僵蚕等虫类药，搜剔逐风定痛；再者，“治风先治血，血行风自灭”，故方中以归、地、芍、芎以及桃、红、五灵脂等，养血活血化瘀，更增熄风止痛之效。尤妙在祛风不忘镇定，如方中之钩藤、龙齿，入心肝以安神；气血相依，行气则血行，方中活血药伍入甘松、白芷之香溢，愈见功效。

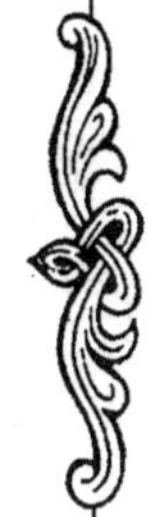

细读此案，推敲国某头痛之病机，当属肝肾不足，虚风内作，挟痰挟火，气血阻塞壅滞所致。上则郁遏经络，头痛频作，下则阴液不充，大便燥涩，郁遏甚及孙络，故触之头皮即引发头痛；燥涩波及大肠，无水行舟，故便如羊粪。其治从肝肾入手，即滋肝肾阴血，复以芦荟，大苦大寒，直折肝经郁火，使大便得通。“见肝之病，当先实脾”，故方中有白术之设，健脾除湿。而头风一病，虽系内风，然以治外风、内风之药合治于一炉，俾风火浊邪胶结之势，逐步缓解。尝思时下对妇女“神经性头痛”之治疗多感棘手，而常有“非至绝经之时，病不能愈”之论，观魏老之治，足以证明其论不确。

此外，若循常法，世人多以养血逐络、祛风止痉剂治疗眩晕，而将此法用于治疗头痛，似与《内经》之意有不甚相合之处。如《素问·五藏生成篇》曰：“是以头痛颠疾，下

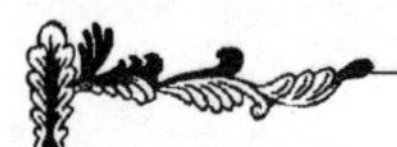

虚上实，过在足少阴、巨阳，甚则入肾。徇蒙招尤，目冥耳聋，下实上虚，过在足少阳、厥阴，甚则入肝”。此节所论，意谓头痛等疾，多属下虚上实，久则入肾；眩晕之疾，多属下实上虚，久则入肝。病状不同，所入脏腑，自是不一，经意昭然，岂容混淆。然细思之，本例病人虽非下实上虚之眩晕，但有下实上虚之病机，故有与眩晕相同之处。眩晕一病，证属下实上虚，清阳不足者，临证自是多见，而肾阴不足，肝阳亢于上者，亦为数不少。国某所患头痛，测其证既不全属上实，亦不全属下虚，故用养血滋阴、祛风止痉、泻肝通便合法治之，其治虽非治头痛常法，而其变法却恰中病机。因悟人之患病，原极复杂，所入脏腑，并非单一，下焦肝肾，常相波及，故同治肝肾，亦是“乙癸同源”之理。

寒疝积瘕，温润肝肾、通理奇经案*

高某，男，56岁，干部。患者会阴部胀痛难忍，坐卧不宁，抽掣胫足，寒凉透骨，且伴小溲涩滞不畅而痛、大便秘结。病已一年，多方医治，未见显效。于1986年11月17日，求魏老诊治。

细诊其脉，沉而弦；观其舌，体胖大，边列齿痕，满布白苔。因详问其发病经过，答曰：以往自恃体健，饮食劳力，均无顾忌。自1980年以来，时感眩晕，形寒畏冷，却又夜寐欠安，常有盗汗；食欲欠佳，大便秘结。由于杂事繁

* 以上两文，刊于《中国医药学报》1992年第3期第39页，李俊龙整理。

冗，体脑交困，曾在工作岗位晕厥三次，每次发作，均突感头晕目眩，视物旋转，呕吐，冷汗淋漓。1985年10月15日第三次发作后，住进北京某医院，经治疗眩晕好转。接着又出现左睾坚硬胀痛，左睾大于右睾，继之会阴胀痛，二便滞涩，坐卧不宁。经西医检查，诊断为①隐性糖尿病；②前列腺炎、左侧附睾炎伴输精管曲张；③椎基底动脉硬化，脑供血不足；④高脂血症，脂肪肝；⑤陈旧性十二指肠球部溃疡；⑥右膝髌骨软化。因会阴部胀痛难忍，西药服之罔效，遂于1986年元月出院。多方求医，每日中药不断，且施针灸、电疗、坐浴、肛门栓剂等疗法，均未见寸功。倏忽近一载，身体日渐羸弱，思想负担日重，而会阴胀痛如故。

魏老诊后谓：君之病乃肝肾匮乏，寒湿内袭，症情复杂，积之日久，若欲康复，譬犹建筑工程，需假以时日。吾愿助君，但当恢复信心，坚持服药半年，方可启望转机。遂润笔挥毫，手书脉案云：

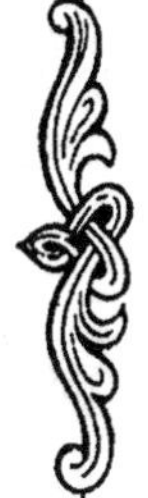

“消渴、寒疝、左睾丸石硬下坠，二便俱涩，舌质淡胖边痕，脉沉弦，下焦虚寒之候，温润宣化之味：大生地50克，玄参15克，山茱萸15克，山药15克，枸杞子15克，菟丝子10克，白人参块15克（另煎兑入），白术15克，破故纸10克，肉桂10克，橘核10克，荔枝核12克，川萆解15克，生核桃仁3枚（自备，打）。15剂，水煎服。”

如此，高某愁云欲散，遂鼓舞勇气，凡服汤剂15帖，即登门复诊，共诊10次。魏老成竹于胸，守法贯一，唯所用之药有时略加调整，诸如生地易熟地，益肾时加沙苑子，益肝时加当归、丹参，温肝常伍吴茱萸，行气时佐小茴香、川楝子，理血时伍桃仁、红花、牡丹皮、元胡索，另于温补品中，时佐黄连3克以为牵制。服药两月，胀痛虽未轻减，

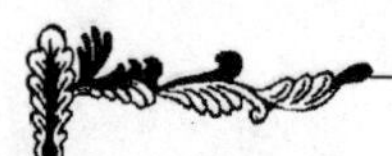

然天气变化时，已无加重之情，睡眠正常，便秘已愈。再过两月，会阴胀痛明显减轻，行步已便，精神、体力有增，尿糖、血糖下降，眩晕亦止。至1987年6月，疼痛全止，体力大增，可徒步行路5~6里。遂恢复工作，已如常人。

评议：高某所苦之前列腺炎症，痛自会阴部而发。会阴乃任脉出于体表之部位，结合其左睾偏大而石硬，病属疝瘕之类，诚《内经》"任脉为病，男子内结七疝，女子带下瘕聚"是也。古之"七疝"，各有专名，而"皆致任脉为疝"，"必及于肝"。肝主筋，其经脉绕阴器。沈金鳌谓"其病皆在阴，其伤皆在筋，其动为风，其聚如山，所以有疝之名也。"高某所病之疝，先有眩晕晕厥之患，继见消渴之隐，显见肝肾已伤，且有寒湿搏于下焦血分，积久成癥成瘕，瘕聚而令睾丸及前列腺肿硬，导致二便俱难。其形成机理，吴鞠通谓"任为天癸生气，故多有形之积。"有形之积，在五行之中多类金象，故吴鞠通又谓"金性沉著，久而不散，自非温通络脉不可"。魏老握此契机，统筹兼顾寒疝、消渴之间，既以参、桂、吴萸、白术通补阳气，亦以地黄、枸杞守补阴液，余用芳香入络而化浊之品，直达病所，故能解此沉疴。

又按：魏老之方，颇与叶天士治妇科久病癥瘕，以通理奇经，温养肝肾法相符，其药味亦与《温病条辨》之"化癥回生丹"相仿。可知魏老平日熟谙古人理法，临证时巧于化裁应对。治此坚结难散之痼疾，非一朝一夕所能奏效，惟宜缓图，否则恐欲速而不达，反生变故。本病所用之方，药品既精，药量亦重。如生地、熟地，每用则50克、60克，人参常用15克，肉桂亦达10克之多。正所谓"治下焦如权，非重不沉"之意。

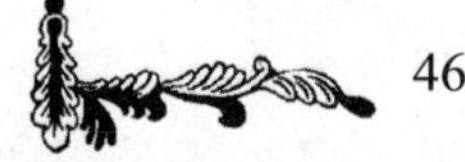

大肠溃疡，调肝举陷化腐案*

金某，男，1984年初诊时20岁，北京外贸部进修学校工人。

患者于1983年夏季，出现间断性大便次数增多，多时每日七八次，便溏、腹坠，有时便后滴血，且伴有牙疼、口疮、纳减、眠易醒等症。自84年2月至6月，西医门诊曾按内痔治，中医则以“香连丸”为主治疗。

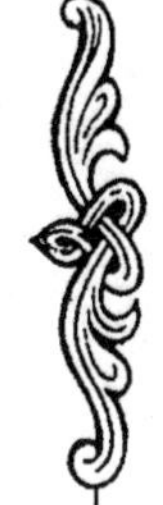

经治无效，于7月做乙状结肠镜检查，改诊为慢性痢疾，除服黄连素、痢特灵等药外，中医亦改用“白头翁汤”佐以双花、公英、败酱草等方药治疗。然而症情并不好转。患者曾于1984年10月份住北京第一传染病院，以求痢疾之根治。

经治亦无效。虽然大便次数时有减少，但多不成形，有黏液，腹痛下坠，小腹部触压疼痛。患者又转回某医院，西医为进一步明确诊断，遂于1984年11月8日做纤维结肠镜检查，11月17日结肠黏膜做病理活检，确诊为溃疡性结肠炎，并且用药物高位保留灌肠，治疗月余，也无大效，曾建议购买治此病之柳酸偶氮磺胺吡啶（SASP）服用。上药买不到，患者又再次求治中医，曾于12月29日以香连丸加马齿苋、肉豆蔻、黄芩炭、芥菜花炭等清热凉血止血之品治疗，更于1985年1月18日，约请中医科某医师会诊，辨为

* 此文未发表，李俊龙整理。

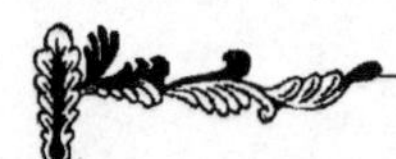

"证属下痢（或腹泻）脾肾不足，湿热内蕴，宜扶正祛邪"，处方为：

党参15克，炒白术10克，肉豆蔻10克，五味子6克，吴茱萸3克，川连粉（冲）5克，马齿苋30克，石榴皮18克，秦皮10克，木香8克，茯苓10克，黄芩13克。

此方曾服约50剂，中间曾加白芍、葛根等味，石榴皮时用至25克，但病情仍不见起色，遂于1985年4月1日改请中医科另位医师诊治，处方为：

赤石脂15克，禹余粮10克，黄芩炭15克，龙牡（各）30克，白术炭30克，党参10克，干姜5克，川连10克，甘草5克，另赤石脂300克，研末吞5克，日2次。

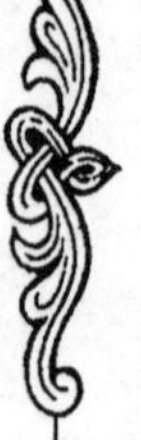

药后仍不奏效，病症已为经常化，从不间断，即每日晨6时左右感腹胀下坠、便急，先排出少许脓液，继之大便，午后则腹坠便脓血。当时，某中医曾有技穷之意，病例中1985年3月2日门诊西医曾记载："中医要求来配合用西药"，而西医处方仅"复方苯乙哌啶、复合维生素B"而已。由于精血伤耗日甚，体重已减为35千克。

1985年5月15日，某医院中医科则请魏老会诊治疗。魏老诊脉弦，舌大、色泽鲜，初诊即认为："证已经2年，缠绵不已，显系肝木侮土，方宜制肝脾，不能速愈，久则有功"。用"痛泻要方"加味：

白芍20克，白术15克，陈皮6克，防风10克，升麻3克，乌贼骨粉（包煎）10克，真三七粉（分二次冲）9克。

药后大便次数及脓血量开始时均增加，然后逐渐减少，腹痛减轻，大便化验仍有血球及脓球，魏老即于三诊时于上方中伍用"锡类散"装胶囊中口服，每次1瓶，每日2次。一月后诸症大减，大便成形，次数减少，脓血已无，化验

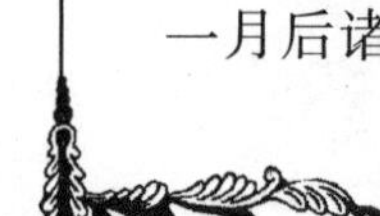

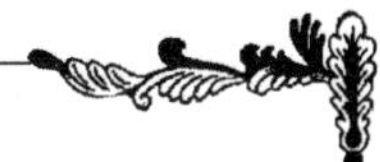

正常。两个月后，每日大便一至二次，腹胀下坠均除，化验继续未见异常，唯脉似有弦象，故仍然用条达肝木、理脾扶土调理。魏老共诊十五次，“锡类散”共服114瓶，七诊后停用。汤药中升陷则佐以菊花、柴胡、桔梗、蝉衣等，行气则佐以厚朴花、玫瑰花、玳玳花、白梅花等，消导则伍用草蔻、神曲、莱菔子、糯稻根等，共服药一百余剂，终致诸症悉蠲，验便无异常，舌色如常，脉弦逐缓，食欲大振，体力亦复。到1985年10月份，获得症止就愈的结果。患者病愈后，曾给魏老及诸位医生写感谢信一封，赞曰：“是您治愈了我身上的疾病，复苏了我为‘四化’贡献力量的身心，您给了我第二次生命，只有长时间经过疾病痛苦折磨的病人，才能体验到恢复健康是何等的快乐。”

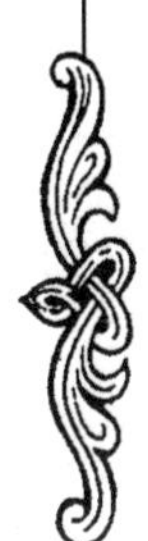

评议：金某患病约二年之久，面萎肌消，气血伤耗，而多方求医，积极服药，青年人求生存之决心可知。有此决心，又逢魏老精心辨治，其病方愈，又可知中医治此病，有着卓越之疗效，但若治不中的，其效则大相径庭。通过本案全过程，不难看出，正确施治何等重要！按本案之病，病起即在下焦，阴阳失调，所化湿热，伤败血脂，腹痛、下利、便脓血。某些中医，不知辨证，跟在西医后面，诊为痔疮则治痔，诊为痢疾则治痢，西医误，其亦误，胸中颇无中医点墨，自不必细表，而大肠溃疡已经明确，若不能把握契机，则亦误事。或曰病已日久，脾肾两虚，然从症状看，何症为肾虚？何症为脾虚？则又茫然，纵有面黄肌羸之状，气血耗伤，然又从何而来？若不加分析，必致偾事。是故虽用党参、五味子补脾益肾，而药不中的；虽用石脂、余粮兜涩止痢，而湿热不除。更可畏者，一年多来，清热燥湿、行气消滞之黄连、木香等苦寒辛燥诸品，几不离口，愈用而湿热

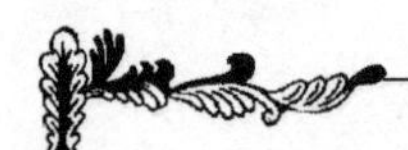

愈不能祛，以药测证，苦寒降泄，已与病机相背，故湿热不蠲，阴液耗竭，大犯虚虚实实之诫。先贤陈修园曾谓："大抵痢症渐久渐虚，而用药亦宜渐补渐调"（《医学从众录·痢症》），痢疾一证，尚且如此，已患二年之久的大肠溃疡，宁不刻刻固护正气乎？

魏老初接此病，即以脉弦为主线，认定此证虽在大肠，而病原在藏，显系厥阴肝家气血先伤，由肝而及脾，不仅形消肉瘦，抑且中气下陷，陷则便泻频繁，不可收拾，《内经》有"下者举之"一法，不调肝举陷，气血不得归经，病则无有转机，故初方即用"痛泻要方"。药品看似平凡，其实寓有深义。以白术健中助脾，以缓肝逆，白芍酸敛逆气、寒泻肝热，为调肝之要品。妙在《医方集解》"痛泻要方"中原有"久泻加升麻"一语，魏老用方精熟，不失时机地伍用升麻，合防风、陈皮举陷舒脾胜湿，与前医苦寒降下之法截然不同。故此后一方到底，直至痊愈，全以此方为基本法则，时而伍以柴胡，配升麻由上而下，入深出浅，调达肝经气分，时而伍以三七、乌贼骨等血分药加强活血化瘀之力。血瘀常见气滞，行气则以厚朴花、玫瑰花等淡味行气和胃之品，绝不用木香等燥烈之药，可谓清灵透脱，"调气则后重自除，行血则便脓自愈"，令证情转危为安。

魏老除用汤剂调整肝脾气血之外，令患者口服"锡类散"极应注意。今之中医，已通过西医之客观检查，明确得知大肠溃疡之部位、深浅、程度，其局部热毒壅滞，营气不从，逆于肉理，而为溃疡，故酌用化腐生肌之药，胶囊口服，以达病所，活血消肿，剔毒长肉，当为治疗消化器官黏膜病变之良法，远比欲用黄连解毒者高明数筹。

可见大肠溃疡一病，虽属中医"泄泻"、"痢疾"范畴，

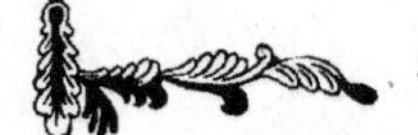

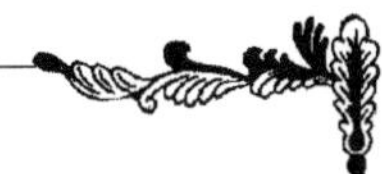

但绝非套用泄泻、痢疾之成法可治，亦不能诊断其病因病理就是脾肾两虚、肠间湿热。从魏老处方选药中，无一品味为分利水湿者，亦不着意于清热燥湿，却反求诸脏腑阴阳气血之伤，以调肝举陷化腐为法，时时留意于厥阴肝经之变。即或西医化验检查全部正常，仍以“脉弦”为辨证眼目，弦脉不缓，则服药不停，直至“脉弦逐缓”，方以逐渐痊愈告终。由此，令人深悟者，中医自有判断预后之指征。而大肠溃疡者，无论是先有湿热瘀著，抑且为先有肝脾之伤，其深入下焦，伤败血脂，比之痢疾犹甚，肝血瘀溃、脾气下陷，春升之气，一片萧索，唯调肝举陷化腐，方能协调脏腑之生机，《内经》云：“凡十一脏，取决于胆也。”

顽固周期性高热，双解两经案*

患者邵某，男性，48 岁。自 1959 年 1 月发生原因不明周期性高热，每月高热 1 次，每次持续 3 ~ 6 日。发热时体温 39℃以上，每次发热时，周身肌肉关节酸痛，心烦心悸，坐卧不安，纳少欲呕，肝脾肿大，颈项、腋下和腹股沟淋巴结肿大，热退后 12 日肝脾可回缩。自发病之日起，舌苔交替出现白腻、黄腻或焦黑。因久治无效，病情日趋发展，至 1960 年以来，发热周期愈渐缩短，约 20 日 1 次，傍晚低热 37 ~ 38℃，同时出现严重脱肛，纳食大减，失眠多梦日益加

* 此文刊载于《中医杂志》1994年第35卷第3期138~139页，北京医院中医科魏淑兰整理。

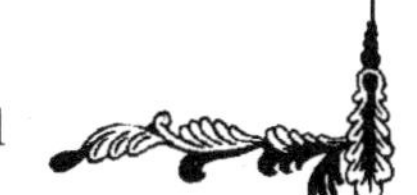

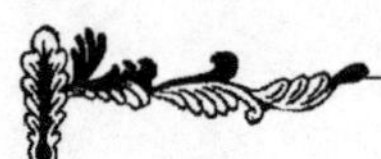

重，言语无力，且话语稍多即汗流浃背，体重由55千克降至40千克。

自1959年10月至1964年底，在多处住院数次，曾怀疑为扁桃体炎、慢性咽炎、慢性淋巴结炎、慢性胆囊炎、慢性阑尾炎、肠系膜淋巴结核、肝脾肿大原因待查、布氏杆菌病、黑热病、钩端螺旋体病、风湿热、白血病、细菌性心内膜炎、何杰金氏病、地中海热等等，曾做骨髓穿刺、十二指肠引流、胆囊造影、肝穿刺、胃肠造影、肝功能检查、淋巴结活体检查、结核检查、剖腹探查、内分泌检查以及各种血液检查，均未见异常。

1974年2月20日来我科门诊，主诉每月高热1次，已14年，每次发热时口苦、咽干、周身痛楚、纳少、时欲呕，热退时汗出、脱肛等。当时发热恶风寒，周身酸痛，自汗，口苦咽干，纳少不馨，时欲呕，胸胁胀满而痛，苔黄腻、舌质淡，脉弦细。按病证分析，为太阳少阳并病，故以调和营卫、和解少阳为法，方用柴胡桂枝汤加味。处方：柴胡9克，黄芩9克，党参30克，桂枝9克，白芍12克，生姜3片，红枣6枚，甘草3克，法半夏9克，佩兰9克。3剂，水煎服，每日1剂。

二诊（2月25日）：服药3剂，热已退净，身酸痛减轻，但矢气较频，仍有口苦咽干，肢软乏力，苔白腻、舌淡，脉细弦。前方去佩兰，加竹茹9克，再进3剂。

三诊（3月9日）：神爽，但口仍苦，苔腻，上方加藿香9克，蔻仁3克，杏仁9克，苡仁15克，党参加至45克。每日1剂。

四诊（3月23日）：发热周期已至，但未发热，神爽，肢略软乏力，苔褐腻，脉细。处方：柴胡12克，桂枝9克，

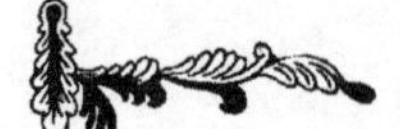

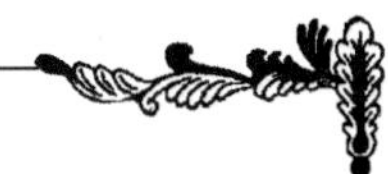

白芍 15 克，党参 45 克，黄芩 12 克，生姜 3 片，红枣 8 枚，甘草 6 克，姜半夏 12 克，厚朴 6 克，藿香 9 克，佩兰 9 克，神曲 9 克。每日 1 剂，服 2 日，停 1 日。

五诊（6 月 15 日）：一直坚持服药，已 3 个月未发热。近一周身酸楚、关节痛，但均不重，苔黄微腻。处方：柴胡 12 克，桂枝 12 克，白芍 15 克，当归 9 克，桃仁 6 克，红枣 5 枚，厚朴 9 克，苍术 9 克，党参 45 克。隔日 1 剂。

六诊（1975 年 2 月 26 日）：已一年未周期发热，其间曾感冒几次，体温均在 38℃以下，已开始全日工作 7 个月。曾洗冷水澡，亦无不适，纳寐、二便基本正常。近来左胁时胀，但不痛，时有乏力，苔白腻、质淡红，脉细弦。处方：苍术 12 克，厚朴 9 克，陈皮 6 克，柴胡 9 克，桂枝 6 克，云茯苓 15 克，黄芩 9 克，党参 9 克，甘草 6 克。此方间日 1 剂，坚持服用至年底。

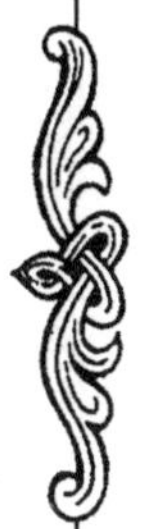

七诊（1976 年 1 月 3 日）：病情基本稳定，但气候突变时身感酸楚，苔白略腻。处方：柴胡 12 克，苍术 12 克，厚朴 9 克，陈皮 6 克，青蒿 9 克，泽兰 12 克，藿香 9 克，佩兰 9 克。仍间日 1 剂。

八诊（1976 年 2 月 6 日）：周期发热已 2 年未发，病情稳定，食欲尚可，体力倍增，脉沉细，苔薄黄，大便秘。处方：生黄芪 30 克，党参 30 克，苍术 15 克，柴胡 9 克，升麻 3 克，神曲 12 克，杏仁 9 克，白茅根 30 克，火麻仁 9 克。每周 2 剂，服至月底。

至此，周期发热已基本痊愈，精力比较充沛，体重增加，身无不适。近随访，已工作多年。

评议：从《伤寒论》六经传变的规律来看，此例顽固性周期高热，每次发作时伴有恶寒、周身酸痛的太阳表证未除

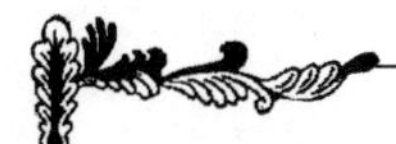

之象；同时又有微呕欲吐、胸胁胀痛、口苦咽干的少阳病见症。据此，乃太阳经未罢，又见少阳经证的二阳并病，故用柴胡和解少阳，桂枝发散太阳，双解两经，从而使邪热消退。但此例顽固性周期高热，除具柴桂本证外，尚有苔白腻、黄腻、褐腻而厚等象，此因长期发热，热邪伤脾，脾不健运，湿热不得疏导之故。乃在柴桂方中加藿香、佩兰、苍术、厚朴等味芳香化浊、燥湿行气、健脾利湿之品。方中重用党参、黄芪，是因长期发热达10余年，气已虚极，即《内经》所谓“壮火食气”之意；病久营气亦虚，需以血药养营，营和则卫调，营卫和调，久病渐复，所以方用当归和营卫，用桃仁去血中之热。久热既退，正气未复，故后期用补中益气汤加减以扶正固本。

青年遗精，宁心固肾案*

刘某，男，18岁，农民。患遗精病3年。曾用大量温补之品无效，经人介绍来京就诊于魏老。就诊时主诉，三年来经常遗精，逐渐加重，或做梦而遗，或无梦而遗，或昼日精液自遗，少则每周3~4次，多则每日1次，伴有精神萎靡，倦怠乏力，严重影响学习和生活。患者痛不欲生。查其舌质淡红，舌苔薄白，脉象细弱。证属心神不宁，精室被扰，肾气不足，精关不固。法宜宁心固肾涩精。处方用宁心

* 此文刊载于《北京中医杂志》1993年增刊第54页，北京医院中医科魏淑兰整理。

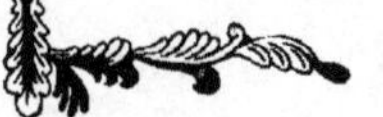

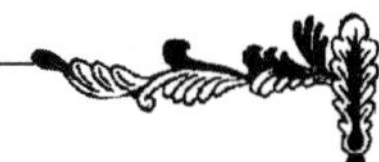

固肾汤：远志 5 克，菖蒲 5 克，莲子心 3 克，金樱子 15 克，芡实 9 克，锁阳 12 克，鸡内金 6 克，生黄芪 15 克，升麻 3 克。患者服药七剂后复诊，自觉遗精次数明显减少，每周 1～2 次，但精神、体力尚欠佳。效不更方，续服七剂后复诊，自述遗精基本消失，精神、体力也已复常。随访两年未再犯病，只是偶有遗精。

评议：遗精病临床分为两类，即有梦而遗与无梦而遗。有梦而遗为梦遗；无梦而遗泄，或醒后精液自流者为滑精。一般治疗多偏于补肾，或以补肾阴治梦遗，或以温补肾阳治滑精。魏老根据《格致余论·遗精案》中“心君火也，为物所感则易动，心动则相火亦动，动则精自走”，认为精之藏蓄虽在于肾，而精之主宰则在于心，心神安宁则精液自止。青少年包括该患者，心有妄思则神不宁，精室被扰，故遗精频作。治疗时应心肾同治，以宁心固肾为大法。宁心固肾汤中用莲子心、菖蒲、远志、金樱子、芡实、锁阳以宁心固肾涩精；黄芪、升麻益气升清，加强敛精之力、鸡内金助运不伤脾，脾健气旺精自生，亦有涩精作用。诸药合用，方小药精，方证契合，故疗效满意。

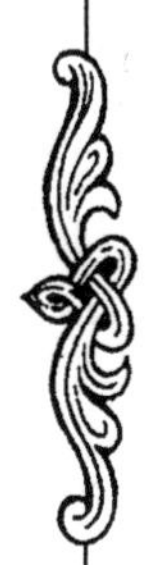

痢伤冲任，温固下元案

魏某，女，35 岁，1973 年 6 月 3 日初诊。患者于 1970 年患急性细菌性痢疾，经多方治疗未能痊愈，继而转为慢性菌痢，症见下痢脓血、腹痛、肠鸣、腰痛、足跟痛、四肢麻木、少腹冷、月经失调、经血少，色如漆，舌质淡，脉沉

弦。脓血便多时可达半痰盂，每日大便3~4次，腥臭，多次化验大便，白细胞均在每高倍视野30~40个，时现成堆白细胞，偶见红细胞，并可见鞭毛虫，曾服用四环素、氯霉素、黄连素等，并注射青霉素，投清热解毒中药，病情反而加重。证属久痢伤及冲任二脉，而致阴阳并损，治以温补脾肾。药用：茴香9克，菟丝子9克，川附子9克，杜仲12克，破故纸6克，当归6克。6剂，水煎服。

二诊：药后大便仍有白色黏液，肛门下坠，少腹冷，腰脊髀酸楚，脉沉弦而指下无根，舌质淡。症情如前，属病重药轻，仍宗前法。方药：茴香9克，菟丝子12克，黑附片9克，破故纸6克，桑寄生12克，大黑豆30克（打），鹿角霜6克，6剂。

三诊：药后下痢黏液减少，腰痛、腹冷等症均有好转，舌质淡，脉细。前方加减，药用：大黑豆30克（打），茴香9克，党参24克，黑附片9克，菟丝子15克，当归6克，补骨脂9克，生牡蛎15克，鹿角霜9克，椿根白皮18克，黄芪30克，6剂。

四诊：症情大为好转，便已成形，每日1~2次，未见脓血，病已趋于稳定。药用：椿根白皮30克，老鹳草12克，黑豆15克，黄芪15克，白术12克，补骨脂9克，菟丝子9克，川断9克，诃子肉15克，大熟地30克，6剂。

五诊：诸症基本治愈，时感足跟痛、四肢麻木，证属正虚未复，仍拟补益脾肾，改为丸剂巩固。调理近两个月，痊愈而安，后随访未见复发。

评议：魏老治病重在求本求因，抓住病本，故能效如桴鼓。在久痢伤及冲任病案中，魏老抓住正气不足，气阴两虚的一面，补益下元，调整冲任，从本论治，故能药到症减。

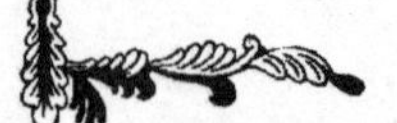

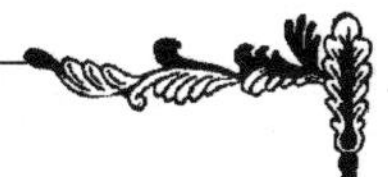

并没有因菌痢而用苦寒清热消炎抑菌的药物，所以一转苦寒清泄而为温下固元，非学验两丰者恐无此胆识。

风湿热病，疏郁清咽案 *

姚某，女，12岁，1971年4月10日初诊。患者右侧腕关节红肿疼痛伴发热月余，日哺发热增剧，4月9日体温40℃，咽红且痛，抗“O”1：1000，舌质淡，苔薄白，脉细滑数（120至/分），面色焦黄。证属热痹，乃风寒湿郁而化热，热为寒郁，气不得通，久之寒亦化热，而为热痹。治拟清热祛湿，佐以疏风散郁利咽。药用：麻黄3克，生苡仁30克，杏仁9克，甘草21克，西河柳3克，生地60克，元参30克，银花18克，大青叶18克，1剂。

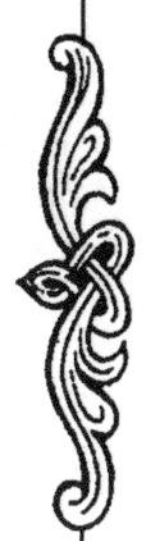

二诊：药后咽痛减轻，腕部红肿疼痛渐消，身有微汗，体温下降，宗前法。药用：银花12克，银花藤12克，杏仁9克，生苡仁45克，麻黄3克，甘草24克，地黄60克，元参12克，野菊花9克，牛蒡子12克，西河柳3克，竹叶6克，丹皮9克，蔻仁3克，1剂。

三诊：药后体温已趋正常，诸证基本消除，继服上方3剂。

四诊：药后患者体温已正常，咽略红、微痛，腕部轻度红肿疼。药用：生地30克，麻黄3克，生苡仁12克，甘草

---

* 以上两文刊载于《中医杂志》1994年第35卷第2期79页，北京医院中医科魏淑兰整理。

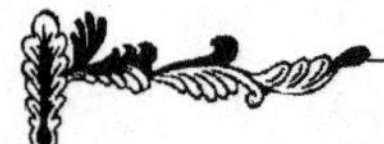

9克，大青叶15克，牛蒡子9克，桑枝30克，川附片3克，3剂。药后诸症全消。后随访未再复发。

评议：魏老抓住热郁咽膈不利的病机，用“麻杏苡甘汤”伍以大剂清热通络、解毒利咽的药物，毒解痹宣，肿消痛止，风湿证的急性期自然得到扼制而向愈。12岁的少女，痹痛表散用西河柳，利咽除血痹将生地用到60克，从而见效如桴鼓之应。魏老的这些临床经验，值得记取。

切胆术后腹痛，调和肝脾案*

1987年，我每周一次赴魏老家听讲，其中有一次一位曾经我诊治的患者随我去请魏老高诊。笔记本里记录了本次的诊治全程，抄录于下：

1987年11月14日：

张某，男，51岁，某院党委纪检委干部。

张：魏老，您好！我在去年7月8日凌晨，忽然剑突下发生固定的、一成不变的持续性疼痛。西医诊断：坏死性胆囊炎，经手术取出胆囊如鹅卵大，一碰即破，如不手术，2~4小时即不救。

魏老问：胆内有结石吗？

张：过去有。手术后所见没有，只有絮状物

魏老问：过去疼过吗？

张：没有。过去当兵，有暴饮暴食的历史。

---

* 此文未发表，李俊龙整理。

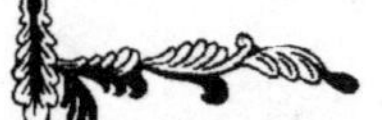

去年发病前的诱因，吃过半个冰镇西瓜，是从冰箱里拿出的，晚上临睡前吃的。

手术过程顺利，一期愈合，但是术后食量大减，不敢吃硬的、凉的，另外突然阳痿，欲望减退。

魏老问：肝脏受影响了吗？

张：不大。主要是手术后有粘连，时而有不规则的腹痛，某医院外科主任查过消化道，内部畅通无阻，估计小网膜有粘连。今年 10 月以来，屡屡发生腹痛，10 月 7 日早晨 8 点，疼痛难忍，大汗淋漓，注射阿托品后，痉挛缓解，以后陆续疼痛，每天最多三次，少则一次，每次持续疼痛数分钟到半小时。疼时按按穴位，吃些止疼片能缓解，感觉肚子里有气儿出不来，好像一团线，拆不开，理不顺，只要一排气，打个嗝，能缓解。曾服用某医生和李俊龙大夫的五次处方，最后一剂，很难吃，但有效，能缓解。昨晚又痛，喜按，经爱人按摩后，排气，即轻松了。

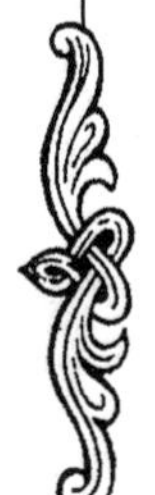

魏老：问题是腹腔粘连没解决。中医应当填补这个空白，应当继续给药。

嗜烟酒吗？……

今年夏天的特点是雨水多，西瓜不少呀，但不甜。（笑）

大便什么样子？

张：药后基本成形，药前便溏。

魏老：看看舌头，噢，舌苔满白，中间太厚腻；舌质胖不淡，无齿印。

体重多少？

张：手术前 150 斤，手术后 140 斤。

魏老：看看脉，……中取弦缓。

肚子胀的感觉有没有？

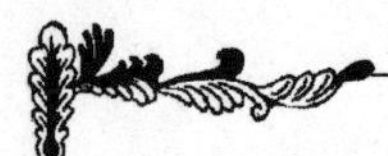

张：没有特别的胀感。

魏老：（翻看前日所服的五张处方）您的方子我认为很好，有血分药，是通过思考开的方子，尤其第三方力量更集中。

还是吃中药吧，西药不行，中药可以解决。性欲问题，随着腹痛好转，可以恢复。

两胁痛否？

张：右胁有时痛。

魏老问：胃的钡餐也查过了？

张：查过，有个憩室，问题不大，钡剂很快通过。

魏老：咱们开个方子吧：

桂枝10克，白芍20克，炙草10克，生姜5片，大枣10枚，五灵脂10克，玄胡10克，吴茱萸3克，黄连1.5克，台乌药15克。

这个方子是集中浓缩了你们的处方，加重白芍。下一段将黄芪派为先锋官，也可伍二陈。以后过渡到“当归芍药散”去，落脚在那儿。这方子还是在探索，好像搞改革一样。

工作不要太累了。

评议：魏老治张某所患胆囊炎手术后产生的腹膜粘连性腹痛，用的是《伤寒论》太阴病证治里的“桂枝加芍药汤”的加味法。太阴证属脾虚不运，且深入血分，故“腹满时痛”。张某所患，正是发作性腹痛，而且喜暖喜按，得矢气则缓，正是脾虚不运无疑。但随着时间的推移，气虚可导致血络不通，也可热化，出现腹痛加重的机转，故魏老伍以“左金丸”，伍以灵脂、玄胡、台乌，通气滞，化瘀凝，助“桂枝加芍药汤”缓急止痛，而且黄连绝不多于桂枝、吴萸，

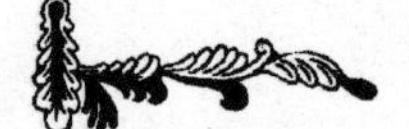

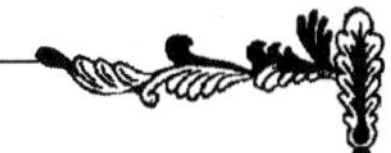

本方仍为温补通滞的性质，绝非妄行通下的设置，正如《医宗金鉴》所谓：“诚能更于腹之时痛，大实痛，腹满痛处，详审虚实，斟酌温下，则了无余义矣。”

最妙的是魏老为我们指明了下步治疗的两个层次，一个层次是去掉灵脂、玄胡、“左金丸”，而要以黄芪为“先锋官”，那就是“黄芪建中汤”的意境了，紧扣脾虚运滞的病机。最后一个层次，是以“当归芍药散“为”落脚点”，那就是继续君以芍药，敛木火以调肝血，佐用宣滞补血的归、芎，以复调达之功，臣用白术、茯苓、泽泻，化土湿以健脾气，这样从肝脾气血两面着力。什么是“落脚点”？收功法也。

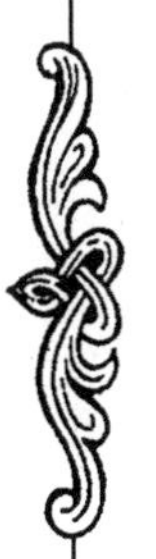

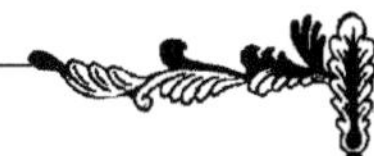

诊余漫话

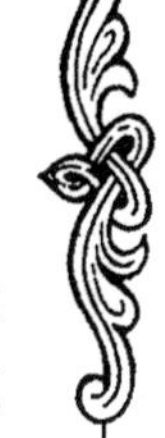

带徒第一课

魏老在不同的时期，曾经教过不少徒弟，其中有魏老本科室的年青中医大夫，也有一些年资高的西学中医生。据魏老长子魏金石先生回忆，魏老所收的第一个徒弟叫何振声，是解放前的事。到了晚年，反而愿意更为淳朴地传授知识，叙述自己的心得体会。我们算是魏老其中的一批学生，八十年代，虽然国家中医药管理局尚未颁布名老中医带徒弟的文件，可我们三人确是心甘情愿，沐浴甘霖。一位是中国中医研究院《中医杂志》社的朱步先大夫，他中医根底深厚，文笔好；一位是北京医院魏老所在中医科的张根腾大夫，年青有作为；我在“文革”时就与魏老交厚，深感大学毕业后到西北行医无名师点教无端尽走弯路之痛，遂于返回北京后的1984年春天大胆地给魏老写了一封信，愿意聆听教诲。没

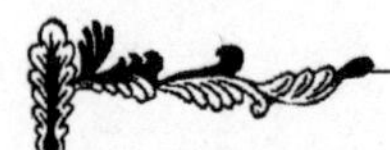

承想魏老很快就写来了一张感情真挚的信，全文照录如下：

俊龙老弟：

顷读华章，念旧之情溢于言表，话到知心处，感之肺腑，骧不禁老泪纵横矣。

暮景残年，来日无多，恐朝不保夕，万念俱灰。当今之世事多阻，老弟一片热忱，惟有感慨系之，惜乎迟矣，晚矣，奈何？奈何？有暇万望拨冗来舍一谈，能谋一面，幸甚！幸甚！

顺祝

平安

三月九日　魏龙骧手启

由此，我当即向中国中医研究院党委陈玉民副书记提出申请，决心每周抽半天时间，从东直门骑自行车到阜外南沙沟魏老家中听讲。翻看跟魏老的笔记本，第一次的魏老讲话记得最为翔实认真，现整理于下：

1984年6月22日

今天的日子记上点，算是开始。

首先是碰碰头。关系是老同学，对祖国医学有事业心，志同道合，有理想，不管过去风风雨雨，今天有多少不合理，但形势还是好的：中医载入宪法，有了政治地位，更重要的是有了学术地位，且不限于本国，有了国际意义。从狭义来看，我已来日无多，过去干了五十余年，大家承先启后，继承发扬，都是有意义的。

现在是乱，改是对，但改的过程中有一段是乱，乱得出奇，这不要怕。咱们要认真，要有诚意地干，干什么？目的性要明确，作为中医，应当贯彻中医政策，要从行动上贯彻。我因为年龄关系，身体不好，记忆力弱，所以自己要分

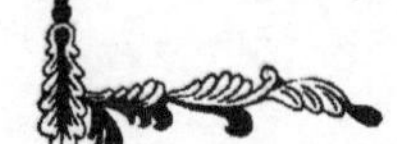

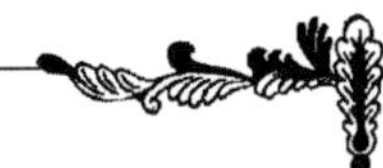

秒必争，但是我没有把经验弄出来出版的意图。现在出版界出书泛滥成灾，我更不愿意捞一把。某人为出一本书，差不点儿把脑子打出来。文章不发表，更谈不到出书。把咱们有点意义的、有份量的东西记录下来，我也把经验交待一下，你们二位也给记录下来。对北京医院和卫生部没关系，我们也有自知之明，作个徒劳之材，大家纯粹是在百忙中有兴趣地研究点学术，从兴趣出发也是好的。

时间不太多，从头来吧，初步定个计划，什么时候能完成？一个内容是医案，草稿在小张那儿，他搞的是临床病例，这都是我到北京医院以前的，至于更远的东西，恐怕就丢了。这部分作重点。

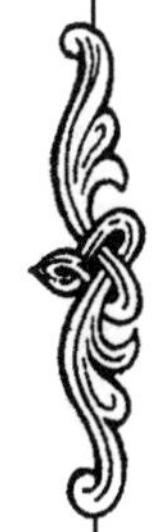

另外就是写医话。利用半天，大家交流，仅限于自己的经历。在写法上，我最反对写长文，王肯堂写了那么多，内容包括多少？最精炼的是《伤寒论》，晚近是为争稿费，上下古今是抄，我觉得这是浪费，本质上是要到实践中去干。王清任写了一小本书，他能通过实践，一否前人，做了一点画龙点睛之笔，可惜他没生在今天。到现在，医疗界有什重大突破？现在是第三个浪潮，超过原子时代，中国落后多了，一日千里。咱们中医拿出什么来了？翻了半天，只有一个《蒲辅周医案》，剩下的是人家西学中的东西，是吴咸中的急腹症。我不讳疾忌医，胰腺炎、阑尾炎我不敢看。西学中是有收获的，有贡献的，不能说是毛泽东错误思想的产物，不能说西学中是罪魁祸首，这种 180° 的转弯儿是品质问题。过去吴咸中是中医司的座上客，现在是阶下囚，还要落井下石，我是公证人，要说话。

中医理论绝不否认，要承认理论中的精华部分，实践是衡量真理的标准。我们所写的医案医话，要有选择，选择要

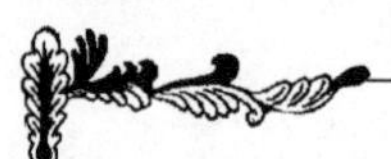

恰当。病证要交待清楚，以验为主，有近期和远期效果。根本在于“理”字，重在“实”字，不能编造医案，也不夸大、渲染，也不缩小。我写的9个案作样板，作个参考。

最后，你们二位也表表态。

整理中医医案的几个原则

第一，写医案，要有选择，选择要恰当，要整理有意义的、有份量的东西，能体现实践是检验真理的标准。

第二，病证要交待清楚；治疗以效验为主，近期和远期的效果应当都有交待。病症重在“实”字，根本在于“理”字，不能编造医案，也不夸大、渲染，也不缩小。

第三，我最反对写长文，王肯堂写了那么多，其中包括多少实质性内容？最精炼的是《伤寒论》。学生帮老师写医案，是师生交融的结果，发表后挑出毛病就不好，要发表就应慎重，所以我的稿子最少。要有太史公记录《史记》的优点。用大家共同爱好，人生之一寄托的心理去写。

第四，失败案过去不写，整理者溢美之辞多，咱们要改变风气，用两分法写东西，要充分写成熟的，并且也能吹毛求疵地挑毛病，我的东西可以批评，可以从各种角度去写，不要吹捧过度，也不夹杂油水。中医看病，往往“相对斯须，便处汤药”，初诊看病不可能全对，投石问路时也往往不全面，所以整理者要有褒有贬。（笔者举一例：在“笔管屎症”一案的原稿中，在“二诊”的处方后，在“另：番泻叶3克一包，五包，沸水泡代茶饮”一句下，魏老用红笔书

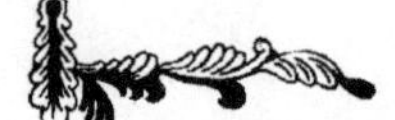

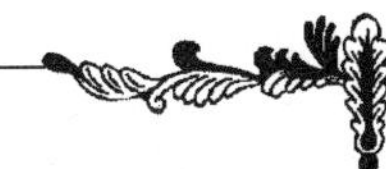

云“此处乃败笔，当评之。”）咱们把整理的医案起个名字，就叫“魏龙骧医案评议”或“选议”吧。

第五，看中医病案，要集中精力在处方上，脉案不要深究，能自圆其说就行。旧社会脉案有人写得好，但不治病。我推荐的书是《古今医案按》。

第六，写文章先要搜集资料，打好腹稿，有了灵机再写。虽然中医是科学文章，但也需灵感。写病情用白描，写评议时要文一些，口语多不好，多转些弯子。

第七，多思考，多动笔，但不轻易发表。

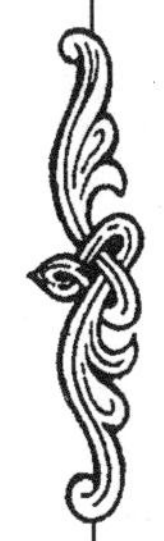

“抢答式”的提问

我和北京医院中医科的张根腾大夫每次到魏老家听讲，都有收获。魏老的语言，是地道的老北京话，时而娓娓道来，令人捧腹；时而愤世嫉俗，令人正襟；时而又幽默睿智地提个问题，而且学时下电视里的办法，让我们“抢答”，似乎答得出来，要给重奖了。可我两个都答不出的时候，那滋味真是脸红坐不住。现记两个没答出来而后又忘不了的问题：

（一）

魏老：“时下正是初冬近小雪的天气，早起阴冷阴冷的。想起我年轻行医时，就遇到这样的一个日子，比这还早，让人家请去啦。半道儿上家里人就告诉：好端端一个大小伙子，发了几天烧，到昨儿晚上就昏死过去几回啦。进屋，就见炕上躺着一个一米八的大个子，双目不睁，气息微弱。切

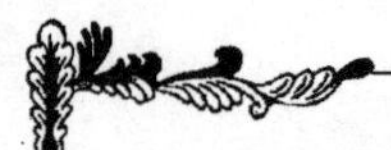

其脉，沉而实；按其脘腹，燥热而硬，忽然眉毛动一动，嘴张一张，舌头深绛苔干糙厚。掀开被子，屁股底下流出一股绿色粪水，恶臭！请问这是什么证候？猜猜我当时开了什么方儿？抢答！”

看我们实在答不上来，魏老告诉：“这是少阴三急下之一的热结旁流证呀。”

（二）

魏老：“治溃疡性结肠炎，我常用‘锡类散’，这方子里有个药，叫‘壁钱’，请问二位：这是什么东西呀？”

看我们答不上来，魏老告诉：“这是一种小蜘蛛，用它结的网膜。回去查书吧。”

为了和读者一块儿复习中医典籍，将我们查的结果录于下：

1.《伤寒论》（新辑宋本）少阴病篇第321条：“少阴病，自利清水，色纯青，心下必痛，口干燥者，可下之，宜大承气汤。”

2.“壁钱”为蛛形纲壁钱科的全虫，体扁宽，头胸部成心形，足八支，口有吐丝管，其外文名为Uroctea compactilis Koch.多生于老屋灶间内，秋季在墙角抽丝织造白色壁钱幕为其卵囊，卵囊扁圆如钱。虫及幕皆可入药，虫性味酸咸寒，入肺、肝、大肠经，功能利咽散肿，凉血止血；幕性味咸寒，功能清热解毒，软坚散结。始载于《本草拾遗》一书。

“锡类散”见于清·尤在泾所著《金匮翼》：“治烂喉痧：壁钱巢二十个（焙，土壁砖上者可用，木板上者不可用），西牛黄五厘，冰片三厘，真珠三分，人指甲五厘，象牙屑三

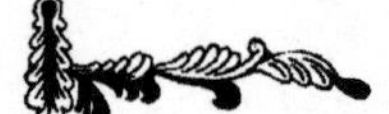

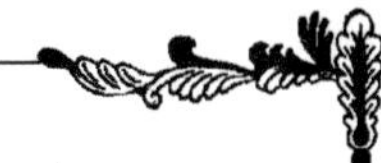

分、焙，青黛六分、去灰脚净，共为极细末，吹患处。”

魏老一句金

魏老讲话，常常是深邃隽永，意味绵长，对于我来说，魏老的一句话，比金子还贵重。应当将我头脑里记住的，笔记本里摘出的，一并献给渴求学习中医学真谛的人。

· 当中医，肚子里必须有真东西，老北京有话：“没有金刚钻儿，甭揽瓷器活儿”。

· 吴咸中说中医、西学中、西医三支队伍是海陆空，我说跑不出“魏”“蜀”“吴”。

· 白术、黄芩，古称“安胎圣药”；有一孕妇，自觉腹内有块，气不接续，名曰“子气”，用苏叶、厚朴；最近治几个习惯性流产和先兆流产的孕妇，多用菟丝子，确是好药。方尽出古人，不得全由己出焉。

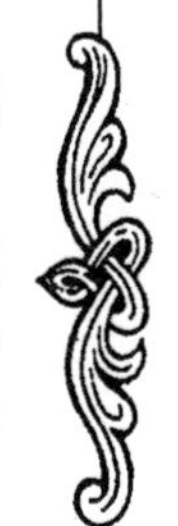

· 陈修园用风药转胎，谓为“外撑”，药如羌活、柴胡。

· 近治一人，每周一二三，鼻出清涕，每次出半杯，其人舌淡如透明，齿印如车辙，每日腹泄，用“麻黄附子细辛汤”，现已好转。

· 华某患慢支、肺气肿，就治于“光明函大”张医生，用冬虫夏草，没治好。找我，用“小青龙汤”很好。

· 治甲亢，用海藻，应慎重。

· 毛主席有诗曰：“人间正道是沧桑”。医生治病，也是克服困难，搜索枯肠，我有一联：“回生乏术奈何沉疴终不起，行事无亏犹建楷模寄哀思”。

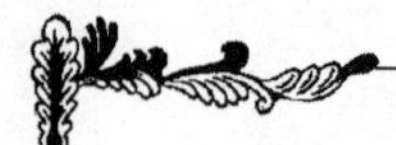

·中医妙处在“病机十九条”,“塞因塞用”,“通因通用”。

·碰到不好治的头痛,常常要祛外风、熄内风、化瘀滞,三管齐下。有些头痛不好治,我碰过很多钉子。

·看病是我的嗜好,愿意看,也锻炼脑子,光读医书不临证,等于痴人说梦。

·子宫内膜异位到大肠,每月拉血一次,不明之人以为是痔疮,其实是妇科疾患,我用“桃仁承气汤”。

·真性脚气,用“鸡鸣散”,真有效。

·面神经麻痹,有用“桂枝汤”加乌头的。

·有人说中风是“外风引动内风”,我看中风纯系内风,感冒只是表象。“补阳还五汤”只能治血栓,不能治脑溢血。“地黄饮子”治脑软化,内因还是肾虚,“地黄饮子”不用桂附,用仙灵脾。

·张仲景所辑录的先民的方剂是如何配伍的,神秘莫测;古方能治今病,我顶礼膜拜,西医解决不了的,我用之则效。例如我曾用《金匮》“乌头汤”,退低烧。

·“六神丸”治胆囊炎后,低烧不退。

·有人想把我的东西输入电子计算机,我是一言拒绝,不是婉言谢绝,别把我装进去吧。

“百合滑石代赭汤”治溺后眩厥

1973 年我和夫人刘宝玲由甘肃返京探亲,其间有小记一则:

6 月 29 日,二人去吕炳奎司长家赴宴。吕且邀魏老、胡

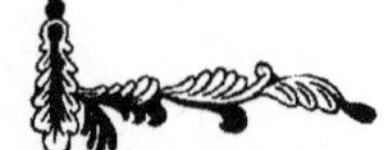

(熙明)、张(志坤)及医政司张科长等人。因人俱饮酒，故笑谈格外风生。食后，魏老询问刘宝玲：“看病有何收获？”刘即答曾治一便秘且屎细之人，用“苓桂术甘汤”愈。魏老点头称许，并告此病名曰“笔管屎”，采自《何廉臣医案》。刘并叙一解放军团长，年四旬以上，病小溲后眩厥，用补法及升提法均未获效，魏则兴奋非常，言其也曾治斯病也，用药即愈，且可引经据典。故引我二人至其家，旋即翻其医案及治愈患者之感谢信，令观之，并令刘宝玲翻阅《金匮》查“百合病篇”条下，念其语云：其人头痛，小便后淅然，头眩者，用百合滑石代赭石汤。其记载与今人所患之症，丝毫没有两样，故用百合汤投之，无不中的。我们惊讶不已，然惊定思之，深怪自己于经典学习中，大欠学问矣！

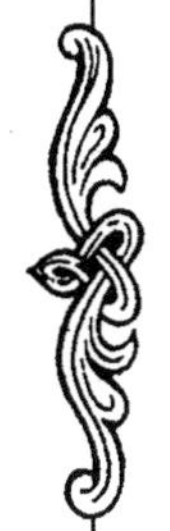

以后我们凡遇这样的患者，疏方两服，药仅三味，皆能获效，已成袖中之秘。

溺后眩厥，详细说是平常人小便排空后，当着站起或者抬头时，突然感到头部眩晕，一片空白，身体失去控制，猛然栽倒，随即清醒，爬起后一如常人。这种症状如果偶尔发生，也许患者不太在意，但数日内连续发生，则会引起恐惧和留意，也担心栽倒后头部碰伤酿成大祸。这样的“阴阳气不相顺接”的一时性眩厥，在《金匮要略·百合狐惑阴阳毒第三》篇中并没有明确记载，但其病机却是阴虚阳燥、动静乖违的“百合病”病机的继续演化。因为仲景叙述了“百合病”有“每溺时头痛”、“若溺时头不痛，淅然者”和“若溺快然，但头眩者”等较轻浅的症状。以仲景所述“微数”之脉来测证，是虚而有热，水不济火而然，而小便时头部或疼或眩，都是由于水阴下夺，头部阳气失去滋济而浮动上升使然。如果小便排尽之际，在膀胱“气化”交替的瞬间，人体

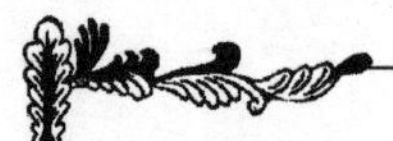

气血下注而头部虚阳浮飞，即可发生短暂的厥逆，待人的体位平伸，阴阳气接，则可恢复常态。因此在治疗上用主药百合，润燥安神，用滑石利尿泄热，通下窍之阳以复阴气，用代赭石镇敛上逆，下潜浮动之气，以助百合完成滋阴镇逆通神之功，打乱了病态的气血逆乱，也就恢复了分之为百脉，合之为一宗的原有生理性的经络循环协调作用，眩厥即可停止发作而向愈。

用“百合滑石代赭汤”治溺后眩厥，是魏老熟谙仲景著作而逢源于临证实践的又一个创造！魏老对眩晕一证，曾有小结，谓为：“一曰肝风上扰，二曰气血亏虚，三曰肾虚不足，四曰痰浊中阻”，这其中的因于“气血亏虚”的一方面中，也有因不甚亏虚而气血失调的清降滋润法，真可谓规矩之内而法又多多矣！

按现代医学讲，这种小疾系体位性低血压导致的一过性脑贫血，但中医会治。

数帧家用自疗方

魏老去世前，年高体弱，但思路清晰。老伴说：“以后得了感冒什么的，你留下几个小方子吧。”魏老遂在旧日历的背面，用苍劲的笔，写了数帧家用自疗方。抄录如下：

一、感冒

1. 冬、春：

（1）葛根 15 克，防风 10 克，荆芥 12 克，秦艽 12 克，薄荷（后下）3 克。

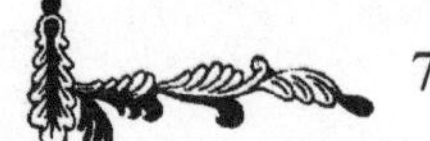

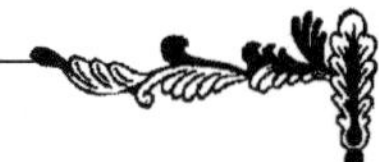

（2）肺炎、气管炎：

麻黄 3 克，杏仁 10 克，生石膏 20 克，甘草 3 克，板蓝根 30 克，金银花 15 克，连翘 10 克，芦根 20 克。

2. 夏季感冒：呕吐、腹泻、午后发烧。

苏叶 10 克，藿香 15 克，佩兰叶 10 克，厚朴 12 克，白蔻仁 3 克，通草 1.5 克，苍术 3 克。

3. 秋季感冒：咽干。

沙参 10 克，麦冬 10 克，杏仁 10 克，桑叶 10 克，枇杷叶 10 克。

二、头痛

川芎 5 克，白芷 5 克，钩藤 15 克，全蝎 1 个，生石决明 15 克，僵蚕 3 克。

三、头晕

天麻 3 克，钩藤 12 克，菊花 10 克，白术 12 克，茯苓 20 克，生龙骨 20 克。

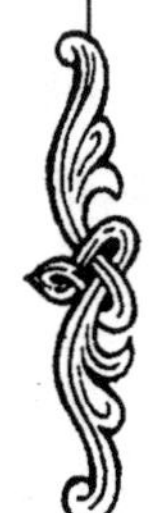

四、高血压方

桑寄生 15 克，黄芩 12 克，莱菔子 20 克，钩藤 15 克，菊花 3 克，生石决明 20 克。

五、心慌、脉早搏

党参 15 克，麦门冬 20 克，五味子 10 克。

六、心口疼

1. 胃痉挛：

五灵脂 10 克，没药 10 克，乌药 10 克，延胡索 10 克。

2. 胃寒作痛：

高良姜 10 克，香附米 10 克。

七、腰痛

川断 15 克，白术 20 克，伸筋草 10 克，海风藤 10 克，

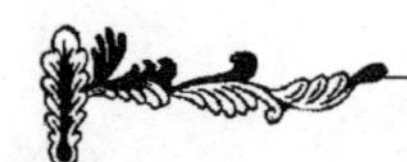

秦艽10克。

八、风湿关节疼

海风藤15克，秦艽15克，千年健10克，白芍10克，桑寄生15克，防己3克。

九、痛泻方，治神经性腹泻，主要是腹痛作泻

防风3克，白术10克，白芍15克，甘草3克。

十、荨麻疹

晚蚕沙30克，蝉衣10克，葛根15克，荆芥10克，防风10克，茵陈20克，红枣10枚。

十一、泌尿系感染

萆薢10克，白茅根30克，扁蓄10克，车前草10克，海金沙10克，金莲花3克，金银花10克。

中医治疗消化性溃疡的介绍*

中国医学是一种经验医学，所介绍的某些药品或医疗方法在治疗效果上只能在经验中去体会和证明，因此很难提出有科学实验的理论根据。

我们介绍的一些治疗经验，对整个中医治疗本病的经验（包括古今）而言是非常不全面的。由于：①中医书籍太多，我们读书有限。②每一个疾病很少能在一部医书中把它的病理、诊断治疗联贯在一起有系统的记载，而病名和治法更是多种多样，令人难以搜集比较完整的材料。③全国中医号称

* 此文刊载于《中华医学杂志》1954年第8期第613页。

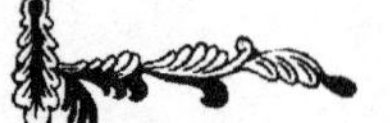

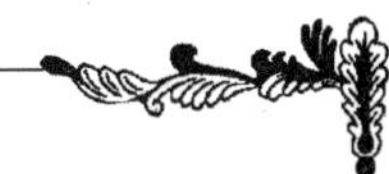

30 万人， 一向缺乏经验交流，没有可能集中总结。

我们对治疗的效果肯定是有主观性的，主要由于：①限于诊断上的物质条件，只有症状不能确定病名，严格来讲很难避免指鹿为马。②中医看病以门诊患者为主，由于流动性大，是否完全治愈很难掌握。③治疗前有精确诊断，治疗后有详细检查的病例比较少。

中医一般治疗的方法简介如下：①药物疗法。②物理疗法：包括针灸、拔罐子、按摩。③精神疗法：如古医书《素问》："余知百病之生于气也，怒则气上，喜则气缓，悲则气消，恐则气下，惊则气乱，劳则气耗，思则气结。"气是指神经活动而言，古人早已注意到情志的变化是与内脏的病变有关的，而中医在治疗中也多对患者施以精神的暗示及宽解安慰，鼓舞病人治愈的信念。

中医使用药物疗法又可分为两个不同的应用类别：①汤证疗法。如柴胡汤证、桂枝汤证等，也就是说治疗的对象是疾病的整体（症候群），它的作用可能是调整或协助生理机能，间接或直接地消灭致病的原因，使全部症候随着疾病的治愈而消失。它与单独对孤立的症状进行治疗而与致病原因无关的对症疗法不同。②对症疗法。

一、中医治疗消化性溃疡的一些经验

1. 中医的诊断结果是"症"而不是"病"，消化性溃疡所表现最显著的症候是胃痛，其次是并发的如吐血、呕吐、泛酸以及一般胃肠症状，所以在书本上去寻找消化性溃疡的治疗经验，只能在胃痛门里去找。中医治胃痛除去应用所谓照顾到整体的汤证疗法与一般对症的止痛药外，对于消化性溃疡不但体会到它的高级神经因素，并且在治疗上也应用了

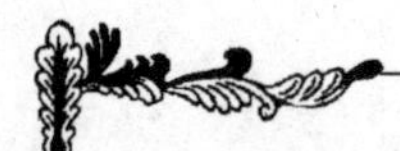

制酸的药品，试举下面一个医案以说明之。

清代名医王旭高医案腹痛门原案记载是：

病历："病自郁发，肝胃气痛"（肝字中医代表神经病由精神抑郁而作）。"疼久气血凝瘀，曾经吐血是阳明胃络之血"（见胃出血既往症）。"血止之后疼势仍作"（主要症状是胃疼）。

处方："白螺蛳壳、左金丸（吴茱萸、川连）、川楝子、延胡索、川郁金、香附米、茯苓、陈皮、旋覆花"。原方川楝子、延胡索、郁金、香附米等都是中医所谓理气舒郁药（可能对舒解神经有作用），其中"左金丸"是制酸的药品，而白螺蛳壳是含钙的，对酸亦有其中和作用。根据《本草纲目》载其有治反胃、疮疡、烫火伤效果，和海蛤、海蚌同。又考王肯堂《六科证治准绳》胃脘病门用白螺蛳壳的方子很多，此外金代朱丹溪也有用蛤壳治胃病（溃疡性）的记载。依此推之，凡中药含钙的药品如石决明、乌贼骨、牡蛎等都常被应用于消化性溃疡。

2. 以下再介绍两个治疗消化性溃疡的单方，是我们在临床上初步认为比较有效的。

（1）甘草流浸膏。医籍上文献的根据是：

① 甘草味甘,《内经》载："肝苦急，急食甘以缓之"（肝苦急可以作神经紧张解释，缓是缓和的意思）。

②《本草》载甘草：治疮疡痈毒。

（2）乌贼骨粉（又名海螵蛸）。根据《本草》的记载有止疼、止血、收敛溃疡面与制酸的作用，因此用来治消化性溃疡，如：

①《名医别录》"惊气入腹，环脐腹痛"，疼痛部位与消化性溃疡病位相近。

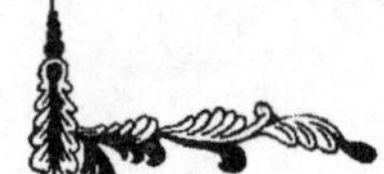

②《黄元御药解》“凡属血症皆止”,《圣惠方》“治卒然吐血”。

③《千金方》“治疮疡久不瘥”。

④《中国医药学大辞典》“乌贼骨含有碳酸钙、磷酸钙，用以制酸”。

3. 针灸疗法对消化性溃疡的治疗经验。

由于消化性溃疡的病理原因，根据苏联巴甫洛夫学说的解释是与高级神经因素有密切关系的，那么针灸疗法的治疗原理是直接作用于神经方面的，实际上对消化性溃疡的治疗也确是非常有效，主要的刺激点是采取以下几穴。

百会、神门、行间、大杼、肩外俞、胆俞、膈俞、曲池、合谷、郄门、阳陵泉、胃俞。

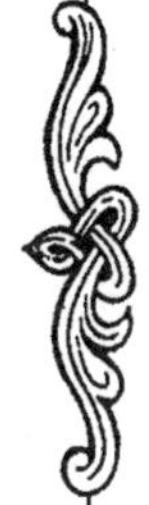

中医应用药物与针灸的治疗统计表

（北京中医进修学校门诊部）

疗法	甘草流浸膏	乌贼骨粉	甘草流浸膏乌贼骨粉	针灸
痊愈	1（5.5%）			3（18.7%）
有效	6（33.3%）	3（50%）	13（81.2%）	4（25%）
显效				8
无效	4		3	1
不详	7	3		
总计	18	6	16	16

关于采取的刺激点值得一提的，即肝俞、胆俞、胃俞等部位都分布在 8 ~ 12 胸椎的附近，不知与勃斯氏压病点是否

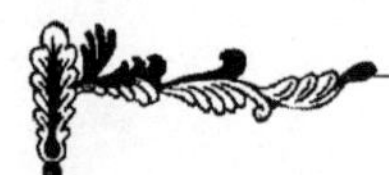

有关。

二、结语

1. 中医对于消化性溃疡的病原从临床认症上早已体会到与情绪波动有关，不单纯见胃医胃。

2. 中医在五百年前就已发现有制酸作用的含钙药物治疗消化性溃疡的胃痛。

3. 针灸疗法治疗消化性溃疡值得进一步实验研究，以肯定其疗效。

4. 中医对于消化性溃疡诊断的条件太差，认症不易准确，是它的重要缺点。

5. 今后希望中西医共同发掘祖国医学的合理部分，加以整理研究，以发扬古代劳动人民与疾病作斗争积累的经验。

从中医治疗脑炎谈到祖国医学防治传染病的结果 *

流行性乙型脑炎，是一种烈性传染病，在我国有不少地区流行，死亡率很高。近几年来，爱国卫生运动的开展，虽然对乙型脑炎流行的防止起了很大的作用，但是如何治疗乙型脑炎，西医除去对症治疗及认为比较有效的某些疗法外，直到现在，可以说还没有特效的根本治法。如果一个人不幸得了重症的乙型脑炎，就很难挽回他死亡的命运。因此，这

* 此文刊载于《中医杂志》1955 年第 12 期第 8 页。

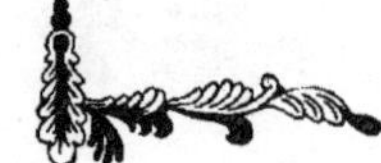

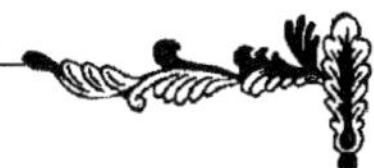

种烈性传染病对人民生命的威胁是相当严重的。

中医是否能治疗乙型脑炎？治疗效果到底怎样？中华人民共和国卫生部所组织的视察组经过实际调查之后，已作了肯定的答复，中医完全可以治疗乙型脑炎，而且疗效很高。同时在各地推广中医治疗乙型脑炎经验的结果，也都证实这一点。

流行性乙型脑炎是自日本医书翻译过来的一个病名。这个病名在中医文献里是找不到的。如果问到一位老中医乙型脑炎是什么病？他一定是答不上来的。这样也许有人会问：中医连病名都不知道，怎么说中医可以治疗，而且疗效很高呢？这岂不是怪事！其实，这并不奇怪，要知道中医是否能治疗乙型脑炎，就需要先知道祖国医学里有没有传染病的记载。我国医学很早对传染病就有很明确的认识，最古的医学文献《素问·刺法论》上说："五疫之至，皆相染易，无问大小，病状相似。"后世医家虽有疫疠、疠气、时气、温疫、温热等病名上的不同，但基本上都是指传染病而言。中医不仅认识传染病的性质，而且还体会到对传染病预防的重要。《诸病源候论·疠疫病候》上说："人感乖疠之气而生病，则病气转相染易，乃及灭门，延及外人，故须预服药及为法术以防之。"传染病患者应和健康人隔离以防传染，中医书里也有很具体的记载，如《疫痧草》上说："兄发痧而豫使弟服药，盍若兄发痧而使弟他居之为妙乎？"中医在预防接种上发明之早在历史上尤为突出，宋真宗时即有人工种痘的发明。至于祖国古代劳动人民重视环境卫生，如择地掘井，疏浚河道，焚香药驱蚊，设法杜绝传染病媒介物等等，都载诸历史文献，斑斑有据。

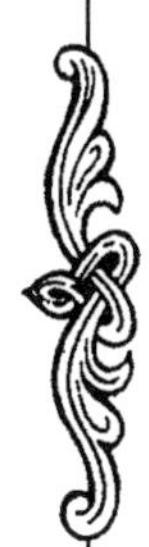

祖国医学里关于治疗传染病的论著占有很重要的位置，

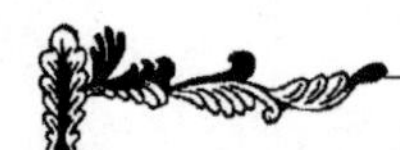

而且内容也是相当完备的，特别是在治疗传染病的观点上更有其独特之处，它是从整体出发，而不是偏限于局部的治疗。中医认为传染病的病原是来自外界而侵入人体的一种邪气，人体具有抵抗邪气的力量叫做正气，所谓“邪气盛则实，正气夺则虚”。也就是却邪为了补正，反过来补正亦即却邪，是互为因果的。这是中医治疗传染病的基本精神。汉朝张仲景的《伤寒论》就是第一部对多种热性病“分经论治”、“随症处方”的经典名著。明末喻嘉言更指出了治疗传染病无论病邪所在有三焦论治的各异，而关键问题在于解毒。吴又可著《温疫论》又对某种传染病的病理变化及类症鉴别有了进一步的钻研。到了清代，对传染病的研究更有显著的发展，如吴鞠通的《温病条辨》、叶天士的《温热论》、薛生白的《湿热条辨》、余师愚的《疫疹一得》，王孟英更集各家的精粹加以总结，著为《温热经纬》。这些有代表性的名著对传染病的治疗方法不但日臻完善，同时也增加了不少新的有效药物。此外对某一种传染病的专著，如《霍乱论》《疫痧草》《鼠疫约编》《时疫白喉捷要》等书也很多，特别是论天花、麻疹的专书更多。至于有关传染病的论著散见于其他文献中的更为广泛。我们如果对各家的论著加以整理和研究，从临床症状、发病季节、流行地区等方面来和近代医学相对照，相信现代医学里所谓的如流行性感冒、肺炎、肠伤寒、斑疹伤寒、天花、麻疹、猩红热、丹毒、白喉、疟疾、痢疾、化脓性脑脊髓膜炎、破伤风、流行性乙型脑炎等都不可能不包括在祖国医学之中。并且在这丰富的医学宝藏里，也不难找出中医如何诊断和治疗这些传染病的宝贵经验。中医今天能够治疗乙型脑炎，就是一个明显的例子。这些经验是在长期临床实践中总结出来的。

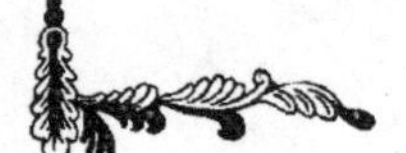

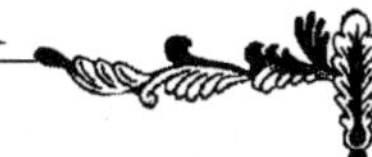

威胁人口死亡最大的疾病是传染病。从中国人民能够繁盛到六亿人口来讲，祖国医学在传染病的防治方面肯定是有很大贡献的。从现实来讲，丰富多彩的祖国医学一与现代医学相结合，在中西医的密切合作下，就能发挥更大的作用。近年来，各地采取中医固有的经验结合现代临床观察，所治疗的各种传染病，如针灸疗法或内服常山以及用疟疾闻药治疗疟疾；香连丸、白头翁、鸦胆子治疗痢疾；白及治百日咳；荆防汤治感冒；三仁汤、宣痹汤治波状热；五虎散治破伤风；紫草内服预防麻疹等，都初步证明效果是很好的，其中有的竟超过西药治疗的效果。如果从节约的观点来看，某些中药的价格比西药便宜，可以减少国家的开支，降低患者的医药负担。特别是通过中西医合作，取长补短，相互为用，如病人呼吸困难，输以氧气，不能服药而用鼻饲法，以及合理的护理和确切的诊断等，都给中医在治疗传染病上提供了有利的条件，从而提高或改进了中医治疗的效果和方法。总之，不论过去或者现在，以至于将来，祖国医学在传染病的防治上，都有极高的价值。

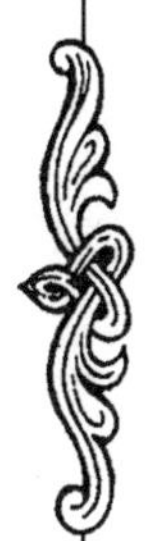

中医能够治疗乙型脑炎，并且能够治疗其他的传染病，这是早已肯定的事实。但是卫生部门过去没有执行党和政府一向明确的“团结中西医”的政策，相反地对中医是采取轻视歧视不屑一顾的态度，自然对宝贵的祖国医学文化遗产也就不会有正确的认识。他们认为中医不科学，草根树皮解决不了什么问题，即使能治疗一些病，充其量也不过是只能治疗慢性病；若对急性病绝不是中医所能办到的事。这样否定历史不顾事实睁着眼睛说瞎话，实际上也并不奇怪，而是卑鄙的恶劣的资产阶级思想在脑子里作怪，例如卫生部过去对乙型脑炎的防治是很重视的，作了不少的研究工作，曾多

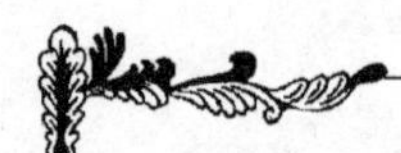

次组织西医专家座谈，也未尝不想在现代医学里找出治疗乙型脑炎更高明的办法，可惜他们从来没有过，实际也想不到向中医请教一下。自从规定脑炎为法定传染病以后，脑炎患者大都进入了医院，老百姓虽然是相信中医，但中医过去却进不了医院，因此中医对传染病的治疗也就被拒绝于大门之外，在种种方面受到了很大的限制，这不能不说是卫生事业上一大损失，而且更是卫生工作脱离群众的具体表现。今天中医治疗乙型脑炎已获得辉煌成就，这是在毛主席中医工作指示后开展思想斗争一个有力的实践证明，过去对中医工作一向抱怀疑的人们难道今天还怀疑吗？经中医治好了的三十一个脑炎病例无一死亡，难道是余云岫所说的“幸中偶合”吗？病人从高热神昏痉抽的险象中，几剂汤药下去就转变了这个情况，难道是王斌所谓“精神安慰作用”吗？这一铁的事实恰是回敬这些人一个清脆而响亮的嘴巴。

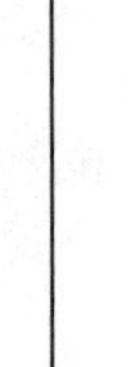

中医治疗乙型脑炎的成就，震动了整个卫生医药界，打破了不相信中医能够治疗传染病的成见。这是当前发掘祖国医学遗产的一个重大收获，也是党对待中医政策的伟大胜利之一。

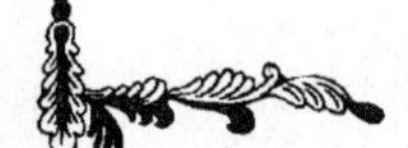

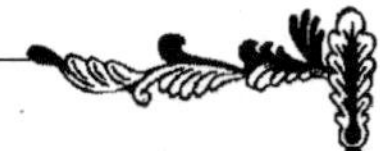

年谱

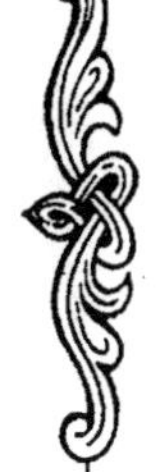

1912年　1岁　一月七日生于北京。祖籍河北省东光县。父魏瑾字旭东，开馆做塾师，书法有名。由父亲起名为魏文玉。没有兄弟姐妹，住北京东郊郎家园。

1918年　7岁　从父习学经史之书，打下旧文学的根基，亦曾入补习学校读书。

1926年　15岁　插班到国立北京师范大学附属小学六年级读新书。

1927年　16岁　夏，考试升入北京市第四中学读初中。

1930年　19岁　初中毕业升入高中，忽染热病，病久不愈，耗费家资，不得已而休学。

1931年　20岁　与先父好友王献廷之女王蕴芝结婚。

1932年　21岁　十月拜父亲老友儒医杨叔澄门下，从师学习中医经典著作。生长子魏金石。

1933年　22岁　随师临症。牢记恩师“慎重民命，崇尚医德”教诲，奉为终生执医济世之诫。

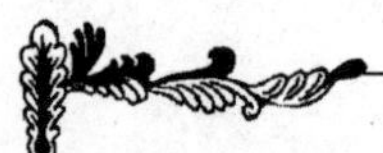

1934年　23岁　七月，经北平市政府卫生处考取中医师行医执照，改名为魏龙骧。

1935年　24岁　六月，在北京前门外取灯胡同20号开业。

1936年　25岁　参加北平市国医公会和中央国医馆医药改进会等医务人员组织

1937年　26岁　由于年轻，病人不多，经邻居举荐，到北京大外廊营普济佛教会附属贫民诊疗所担任半日门诊。不到一年因诊务渐忙离去。生女魏九如。

1938年　27岁　北京沦陷，日寇横行，精神抑郁，曾入基督教会。

1939年　28岁　生次子魏金玺。

1940年　29岁　举家迁至宣武区棉花五条十五号。并在家中开馆行医，十月随大部分中医一起，到汪逢春为会长、赵树屏为教务主任、北平新民会中医职业分会的医学讲习会参加受训。与赵锡武、于道济、白啸山等同学。特别与赵锡武意气相投，过从甚密，竟成知己。

1948年　37岁　医术渐臻化境，业务日渐繁忙。每天清晨，先免费为穷人诊病十个号。由于地处梨园环境，京剧界联名送匾“人术可风”“国医之光”。时人称“四小名医”之一。

1950年　39岁　二月十七日，参加中央卫生部首次召集的中医座谈会，并与赵树屏、于道济等中医共同接受筹组北京中医学会的任务，并当选为第一届执行委员。在卫生部干部、共产党员鲍敬桓同志的动员下，几度周折，于十二月十二日毅然放弃较优越的中医师业务，脱去长袍，穿上中山装，投身革命，

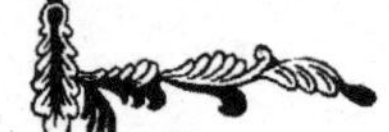

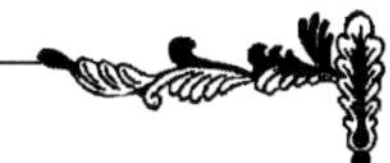

正式成为卫生部医政司干部。

1951年　40岁　当时薪水为供给制，每月五百六十斤小米，维持六口之家，殊属不易

1952年　41岁　仍在医政科当干部，同时担任干部保健任务。医政科上有医政处，鲍敬桓为处长。在北京中医学会学术组，与赵树屏、赵锡武、董德懋、李介鸣、路志正等人共事。

1953年　42岁　变卖老屋家产，以维持生计，搬到北京东城区府学胡同内箭杆胡同，一家人仅住两间房，与赵树屏子女同住一院。

1954年　43岁　受领导委托与路志正等人到卫生部所属北京中医进修学校（马市大街）内工作，筹备成立中医研究院，近一年。

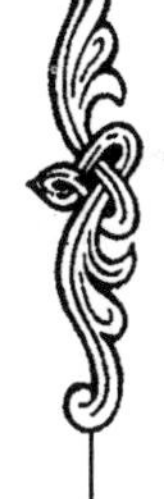

1955年　44岁　卫生部成立中医司，第一任司长薛和舫，下设三科，任技术指导科副科长。搬迁至西城区后海大翔凤胡同38号居住。

1956年　45岁　吸取石家庄经验，在北京医院、儿童医院与西医摆擂台，用中医方法治疗乙型脑炎，在北京市中医第二门诊部召集的业务学习会上介绍治疗“乙脑”的经验，参与编写《中医临床资料汇编》任务。

1957年　46岁　到南方诸省调查血吸虫病，参与中医药治疗血吸虫病工作。

1958年　47岁　中医进医院后，在卫生部组织下，在北京市第六医院参加门诊，调研中医诊治疾病的规范化管理以及中医如何书写病历问题，到河北省保定市，参与全国中医药工作会议的筹备工作。

1959年　48岁　在吕炳奎司长的安排下，与龚志贤同志分别在卫生部为部领导讲述“中医各科治疗简介”。

1960年　49岁　被解放军总医院聘为中医顾问。

1965年　54岁　八月，到山东省荣成县泊于公社大林格生产队参加四清工作队。

1966年　55岁　七月，从山东荣成返京。“文革”开始后，与中医司内胡熙明、张志坤、徐永辉等同志组织“众志成城”战斗队，捍卫党的中医政策。

1967年　56岁　经常在家中与胡熙明、王雪苔、吉良晨、李顺成等同志聚会，老伴做饭。参与编写“中医中药工作十七年来两条路线斗争大事记”。

1969年　58岁　按照卫生部干部下放锻炼部署，变卖部分家资，准备到湖北省潜江县参加劳动。

1970年　59岁　七月，调至卫生部直属北京医院中医科从事医疗工作。

1974年　63岁　曾为许多受“文革”冲击的老干部、专家、艺术家诊病，不辞辛劳，不避风险。如为著名画家李可染治病。

1975年　64岁　搬至朝外东大桥体东路5号楼。

1976年　65岁　六月，地震灾后，在工人体育场搭建的简易抗震棚内坚持为患者诊病。

1977年　66岁　十二月，当选为北京市政协第五届常务委员。

1978年　67岁　任中医科主任。十一月，卫生部邀请在京部分中医专家座谈，《人民日报》十一月二十五日四版以“认真落实中医政策，努力发掘祖国医药学的伟大宝库”为题，报道专家发言纪要。

1979年　68岁　一月，随同陈敏章同志等赴朝鲜为金日成同

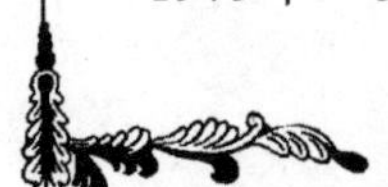

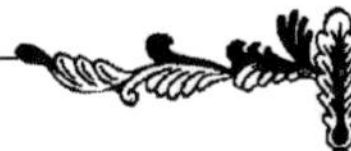

志诊病保健；坚持拥护中国共产党十一届三中全会决议精神，在《光明日报》上发表文章，题为“为加强中西医药卫生科研贡献力量”；二月，当选为中国红十字会第三届副会长；为成立全国中医药学会出谋划策；五月，中华全国中医学会成立，任第一届理事会副会长。

1980年　69岁　二月，晋升为主任医师；二月，受聘为国家科学技术委员会中医专业组成员。

1981年　70岁　三月，受聘为卫生部科学委员会委员。

1982年　71岁　搬至西城区三里河南沙沟16号楼2门3号。

1983年　72岁　二月二十三日，光荣地加入中国共产党；六月，当选为全国政协第六届委员会常务委员。受聘为中国中西医结合研究会顾问。

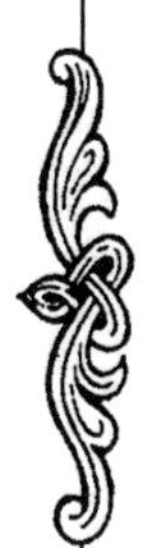

1984年　73岁　十二月，北京医院祝贺吴洁、魏龙骧等五名专家从医五十周年活动。全国政协主席邓颖超来信谓：“他们的医德高尚，医术高明，就我个人来说，多年来亦受惠良多，深表谢意。”此事被载于1984年12月27日的《健康报》《光明日报》。北京医院中医科为魏老从医五十年举行庆祝，赞曰“霜叶红于二月花”。

1985年　74岁　十二月，参加中国中医研究院成立三十周年庆祝大会。除大会发言外，欣然题写“古木逢春花更妍”七字。

1986年　75岁　五月二日《光明日报》二版“优秀知识分子光荣榜”中第六名刊登魏老“如今年已古稀，仍不知疲倦地为患者服务”。

1987年　76岁　六月，参加北京四中建立八十周年校庆，做

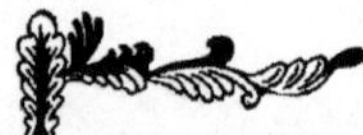

诗一首“同沾化雨沐春风，学分文理各专攻，不负当年耕耘苦，四化英才半四中”。

1988年　77岁　三月，当选全国政协第七届常务委员。

1991年　80岁　经国家中医药管理局认定为全国著名老中医药专家，并确定北京医院中医科张根腾、魏淑兰为其学术经验继承人。

1992年　81岁　七月十七日四时在北京医院病逝。魏老遗体送别仪式于十月九日在北京医院举行，并见诸中央报刊及电视台。十月二十七日，全国政协常委二十一次会议为魏老辞世致哀悼念。

1993年　五月一日，魏老骨灰移葬北京福田公墓。墓碑由他生前好友启功教授书写“医林耆硕”四字。

1994年　十一月，国家中医药管理局特发中医继承人指导老师魏老骧荣誉证书。

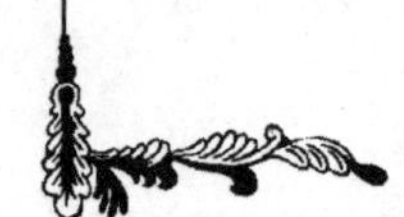

附 录

转危为安*

——记北京医院邀请中医治疗脑炎的一个病例

今年八月二十九日，在北京医院的病房里，躺着一个病情严重的病人。这是一个四十多岁的男同志，苏联专家。他是在八月二十六日因为感到头疼和发烧而来医院的。刚进医院时，体温38℃上下，体格、神经系统经过检查证明基本正常，只是在血液化验时，发现白血球稍微增高。入院之后，病人除发烧和剧烈头痛外，并曾经发生呕吐，因而怀疑他有

* 此文刊载于《人民日报》1955.10.11，3版，北京医院内科医生曾昭耆著。

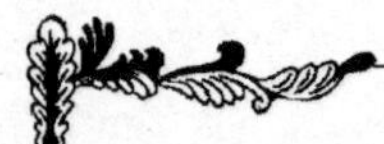

神经系统的毛病。经作了一次腰椎穿刺，发现脑压高，脑脊液里细胞增多，其中大部分是陈旧的红血球，化学成分正常。那时，医生们认为可能是感冒后的出血性脑炎和流行性乙型脑炎。当时就给他注射了青霉素、链霉素、乌罗托平和葡萄糖。第二天上午，病人头痛还是很厉害，并且不安静，爱睡觉，颈子稍有点发硬。下午，神志就有点不清楚，不能正确地回答问题。这时又作了一次腰椎穿刺，发现脑压更高了，脑脊液中细胞仍多，其中主要是白血球，已高达四百多个，其他化学成分正常。于是医生诊断为脑炎。经中苏专家会诊，开始给病人服用土霉素，并施行血浆疗法。但是，第三天病情继续恶化，体温更高，并有神志昏迷、乱动、说胡话、抽风、大小便失禁、知觉过敏、颈部僵直和右半身麻痹等现象。第四天，病人体温升高到 40℃以上，呼吸非常急促，每分钟四十几次，并且时而停止片刻，痰在喉咙里呼噜呼噜地响。这种呼吸在医学上叫作“潮式呼吸”，它说明病人呼吸中枢已受到损害，病情危险。

对这位流行性乙型脑炎病患者，院内院外的内科和神经科的中苏专家进行了多次会诊，一切对脑炎有效的治疗办法都用尽了，而病情并没有丝毫的好转。最后只依靠不断地供给氧气和注射各种强心剂如樟脑、山梗菜素、可拉明、咖啡因等，来延续生命。

在这万分危急的关头，医院领导方面仍积极设法来挽救他。他们听到石家庄等地中医治疗流行性乙型脑炎已经有了显著成效，就立即向卫生部请求派中医前来治疗。卫生部领导方面对此非常重视，立即派了该部中医司的魏龙骧大夫、龚志贤大夫和中医研究院的赵锡武大夫来院诊视，并即电请外地治疗脑炎有经验的中医钱乐天大夫连夜赶来

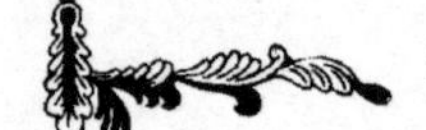

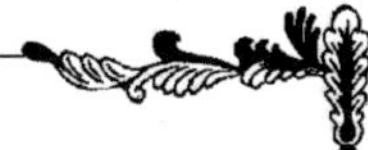

协助。

中医大夫会诊后，认为患者目前病症属于祖国医学中的“暑瘟病”，并对症拟出以“白虎汤”、“银翘散”为主的汤药处方，同时加了“局方至宝丹”等药物。病人在二十九日晚上十一时半服了第一次中药，以后每二小时服一次。当夜体温就开始下降，第二天早上降到37.6℃。但病人还是昏迷、抽风、脉搏不均匀。中医大夫认为病情仍重，又开了第二次处方，仍以“白虎汤”为主，加入对治疗抽风有显著效果的全蝎和蜈蚣，并加了“安宫牛黄散”。下午，病人体温又上升到39.3℃，喉咙里仍然有很多痰，抽风还没停止。于是又根据病情给了第三次处方，主要方法同前，并加上了化痰治偏瘫的药。此后，病人体温逐渐下降到正常的温度，抽风少了，呼吸也规则了，痰也少了，白血球逐渐下降，淋巴球逐渐升高。这些现象都证明，病人已经开始好转。

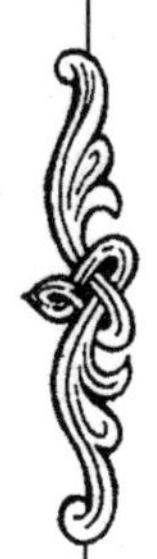

在服中药后的第三天——九月一日上午，已经昏迷了五天的病人逐渐清醒，眼睛睁开了，头也可以转动了，并且能够简单地说话和回答别人对他的询问。此后，病人一天天地好起来。

在治疗过程中，各种重要的处理都是经过中西医互相研究以后进行的，表现了中西医的紧密团结。尽管在协商过程中大家曾有过一些不同的看法，但最后都统一了起来。例如：当发现病人肺部出现较多的水泡音时，西医大夫怕并发肺炎，建议继续使用青霉素和链霉素。中医大夫则怕中药和西药发生冲突，主张停止使用，而用有抗生素作用的中药。最后大家又考虑到在治疗过程中，这些药物已共同使用了几天，并无不良反应，结果同意使用。又如对这

种高烧和衰弱的病人，西医大夫极注意营养的供给；而中医大夫则认为病人在这种情况下，各种生理功能减退，消化和吸收能力极弱，强加鸡汤、肉汤等含油多的食物，反而增加病人负担，主张给病人服用由几种鲜果和鲜草药压出来的汁水，这是一种清淡可口、营养丰富、容易消化的食物，又是一种清凉解热的药物，名叫“五汁饮”。西医大夫认为很好。此外，在病程中，为了观察病情，西医大夫提出希望抽血，作腰椎穿刺及照X光，中医大夫认为在病情危重时不宜多作，以防伤害元气，西医大夫也就同意了。

从病情的整个过程可以非常清楚地看到：在中医治疗之前，病情是逐日加重的，以至达到最危险的地步，而中医治疗一开始，病势就随着有了显著的好转。但是，有人却提出这样的疑问：诊断是否正确？西医治疗条件是否良好？不用中医治疗，病人是否也会好转？回答是：北京医院在设备条件、技术条件和医疗作风方面都是比较好的。就这个病例而论，病人发病的时间，正是脑炎的流行季节。病人的症状如发烧、头痛、昏迷、抽搐以及脑脊液中白血球增高，化学成分正常等，都完全符合于脑炎现象；目前，血清学诊断也已证实为流行性乙型脑炎。入院后，治疗和护理是正确的、及时的。没有任何差错和不到之处。但是，病情仍发展到如此严重的地步。由此说明，如果不是中医的治疗，病人的后果是不堪设想的。这正如北京医院内科苏联专家华格拉里克教授对这个病例所作的结论所说的，他说：“这是一个曾经危及生命的重病患者，现在已经有了极其明显的好转，而这个转折点是由于中医治疗的结果。”他说：“今后应该更多地信任中医，应该给予很好的条件，使他们能早期治疗，不要等到病人已十分危重时才

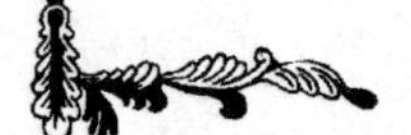

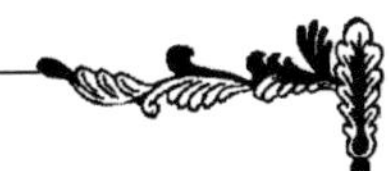

找中医。”

有人认为一个病例不足以说明问题，这也是不对的。据我所知，今年石家庄市中医治疗了二十个流行性乙型脑炎病人，其中极重型的在半数以上，治愈率达百分之九十。这一事实说明，这个病例绝不是孤立的，而是若干年来中医在全国各流行区内治疗许多脑炎病例中的一个。

有人虽然看到了中医治疗流行性乙型脑炎的疗效，但总觉得没有理论根据，所以还不愿意承认。如有人说：“白虎汤主要是石膏（即硫酸钙），石膏在水中的溶解度是很小的，怎么会有疗效呢？”应该指出：中药对于治疗脑炎的药理性能，直到现在还没有人作出满意的回答。为了完满地回答这一问题，就需要进行研究工作，而这恰恰是我们全国医务工作者，特别是西医不可推卸的责任。因此，必须端正对待祖国医学遗产的态度，坚决地批判资产阶级思想，认真地学习祖国医学。这不仅需要学习中医书籍，而且需要协同中医治疗病人，通过临床实践，肯定其疗效，然后运用自己已经掌握的科学技术进行深入研究，总结经验，进一步地加以提高。这些工作是相当艰巨和复杂的，让我们为这伟大的事业而献出自己的力量吧！

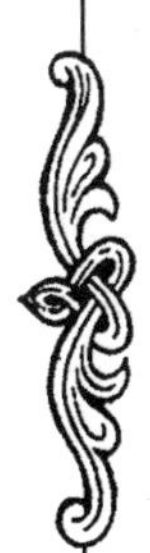

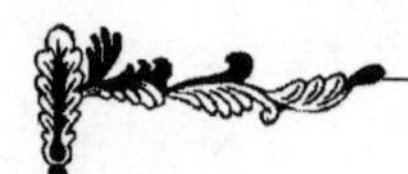

认真落实中医政策
努力发掘祖国医药学的伟大宝库*

——卫生部和本报邀请首都部分著名老中医和西医学中医有成就的同志座谈纪要

中共中央批转的卫生部党组《关于认真贯彻党的中医政策，解决中医队伍后继乏人问题的报告》发表以后，卫生部和本报编辑部邀请部分在京的著名老中医和西医学中医有成就的同志，举行了座谈会。参加座谈会的有赵锡武、赵炳南、魏龙骧、任应秋、关幼波、祝谌予、陈可冀、王雪苔、姜超等同志。八十四岁高龄的老中医王文鼎和七十九岁高龄的老中医岳美中，因病未能出席，也写了书面发言。现将他们的发言摘要发表于后。

——编者

赵锡武、魏龙骧的发言：纠正歧视中医错误，排除落实中医政策阻力

中医研究院副院长、党的十一大代表、著名老中医赵锡武说：老一辈中医在世的为数不多了，而且都是体弱多

* 此文刊载于《人民日报》1978年11月25日，4版，这里只摘录赵锡武、魏龙骧的发言。

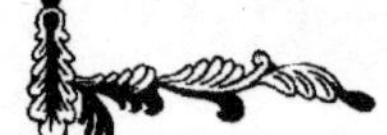

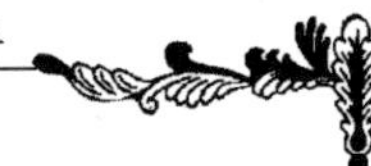

病。解放后培养起来的中医，不少人被迫改了行。一些西医学中医的积极分子，也由于得不到支持，只搞西医了。中医学院出来的毕业生，很多人学非所用，干什么的都有。要改变这种状况，必须认真落实党的中医政策，彻底清除歧视、排斥中医的现象。党的中医政策，要贯彻到各项具体工作中去。例如，有些单位的领导，口头上说要搞中西医结合，却不重视中医的继承、发展，甚至认为应该由西医代替中医，这怎么谈得上中西医结合呢？有些单位的领导，口头上也说要重视中医，但是在医务人员的晋升、评级、调资工作中，却采取歧视中医的做法。这怎么能调动中医的积极性呢？在政治待遇和物质待遇上，务必做到中西医一视同仁。

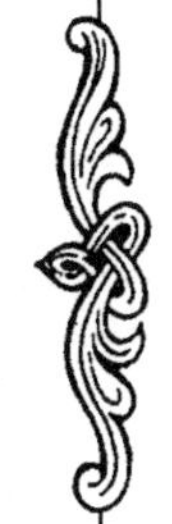

培养中医可以有两种方法。一种是中医院校培养，一种是老中医带徒弟。我今年七十六岁了，还可以工作几年，为党培养几个中医。但我这种愿望总不能很好实现。现在说是给我配了两个助手，一星期跟我学半天，但他们的时间没有保证，不是门诊就是病房值班，忙得没有时间学。我希望要培养的徒弟是中年人，又有一定的基础，这样效果会好些，因为我的时间不多了。（编者按：有些地方允许老专家、老教授自己挑选助手，这种做法可以提倡。）

中国红十字会副会长、著名老中医魏龙骧说：我国近代反动统治阶级都是歧视、排斥中医的。“四人帮”践踏中医，超过近代那些反动统治阶级。党中央的文件，实在是挽救中医事业的“及时雨”“续命汤”。现在的问题是，要坚决贯彻中央的批示。我担心贯彻起来还有阻力。阻力在哪里？主要在卫生行政部门的一些领导。

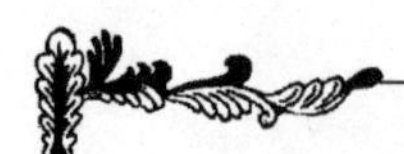

魏老说，中央文件下达一个月了，北京有些医疗卫生单位至今还不传达，有的只是向大家念一念文件，未见讨论，更未见行动。什么原因？还是不重视么！这些年来，“四人帮”把人们的思想搞乱了，有的领导同志不知道党的中医政策是什么，甚至还认为中医“不科学”，搞中医是“复古”。这种错误思想不转变，怎么能对中医事业“高度重视”呢？怎么能实现毛主席、周总理的遗愿，创造祖国统一的新医学新药学呢？

魏老提出了几点建议：一、组织广大中、西医药卫生人员，特别是各级卫生部门的领导干部，认真地重新学习党的中医政策。二、切实转变领导思想和作风。卫生部领导同志要深入基层，了解情况，解决问题，总结经验。下去时，不仅要找那里的领导人谈，更要直接找群众谈。三、要赏罚分明，抓几个典型，表扬好的，批评坏的，以此教育大家。

皮之不存　毛将焉附 *

——著名老中医魏龙骧谈中医中药问题

本报六月十一日发表了安徽省天长县政协《一贴处方查出大问题》的消息之后，记者走访了全国政协常委、著名老中医魏龙骧。魏老已是七十五岁的高龄了，现在仍不辞辛劳

* 此文刊载于《光明日报》1986年7月刊。记者：汪东林。

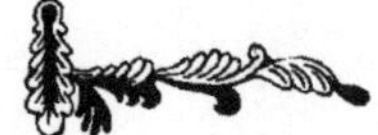

地从事着北京医院的保健工作。他深有感触地对记者说，我行医 50 多年，看过了不少疑难病症，多少积累了一些用之有效的处方，但现在却常常发愁，好好的一帖处方，硬是缺这少那，十方九不齐，连“白术”之类的常用药也难以买到。长此以往，这如何了得？因此我读了贵报的消息和短评，深有同感！打个比方，中医好比战士，中药好比武器，离开了中药，等于解除了战士的武装，再有本事的医生，也只能英雄无用武之地了。

魏龙骧指出，新中国成立以来，党中央为中医中药制定了继承发扬的政策，使中医中药事业有了较大的发展。但是，由于卫生部门长期以来没有认真地、正确地贯彻执行，致使问题越来越多。特别是十年动乱极“左”路线的干扰，使问题更加严重。虽经拨乱反正，但一时难以全部理顺。魏龙骧强调说，近几年党中央、国务院十分重视中医中药事业。民建、农工、工商联等党派、团体知情、出力，专门就中药方面的问题进行调查研究，举行会议，提出有见地的建议，受到党中央领导同志的重视，很快批转给国务院卫生部门制定实施办法。包括贵报六月十一日发表的《全国政协医药卫生组提出改进中药剂管理的六条建议》，也都是有根有据、切实可行的。现在问题的症结在哪里呢？魏老说，重要之点是切切实实地去做，使各种建议、计划、法规，都能落到实处，而不能停在会上、纸上。

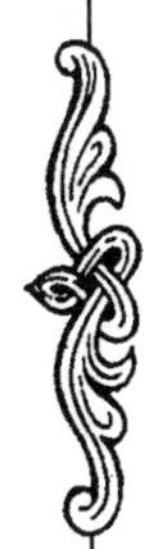

那么，怎样才能使振兴中药的工作落到实处呢？魏老略加沉思后说，这正是问题难度大的关键所在。我是一个医生，只能从个人的所见所闻谈自己的看法。我认为：第一，要政策兑现，一抓到底。由于人民生活水平提高，国内外需求猛增，中医单靠野生采集是远远不够了。我国已办了不少

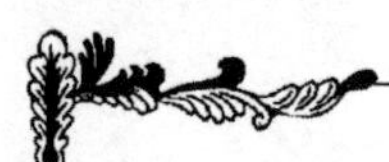

种植中药的农场和基地，近几年又增加了专业户。农村联产承包责任制的卓著成效启发我们，在中药生产方面，也要把党和政府的政策落实到每一个农场、基地，包括每一个药工、药农身上，保证他们多劳多得，保质量且超产者受奖，确保经济收益不断增长，充分调动他们的积极性。第二，要统一管理，避免扯皮。中药从生产到收购、加工、库存，都有自己的特殊性。过去，卫生部门常在这些环节同农业、商业、供销等部门发生扯皮现象。为提高效率，严格管理，在卫生部门从上到下建立专门机构十分必要，由政府授予一定的权限。第三，要培训人才，把好关口。种植、收购、加工、炮制等各个环节都需要技术和经验。现在老药工一天比一天减少，要尽快举办各种类型的中药炮制、管理培训班，培养这方面的人才。至于增办专门的中医药院校还不在其内。第四，要违法必究，严厉打击。由于市场上中药严重供不应求，极少数见利忘义的人便制造、出售假药、劣药，从贵重药麝香、鹿茸，直至感冒冲剂，都有冒牌货，实在不能容忍！现在已经有法可依，对这些恶劣行为必须依法严惩！

魏龙骧最后强调说，要做好中药生产和管理工作，确实问题复杂，难度很大。但同时又确是一桩迫在眉睫、刻不容缓的大事！中药不存则中医亦亡，这话并不是危言耸听，如果中药这个环节抓不好，还有什么中医可言呢。

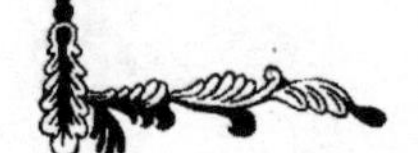

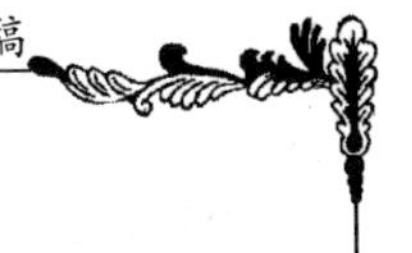

在北京医院为五位老专家举行行医 50 周年庆祝会上的发言稿

各位首长、各位部长、各位院长、各位同道们、同志们：

今天我怀着十分激动的心情，出席我院隆重举行祝贺各位老专家从事医疗工作 50 周年茶话会，我感到非常荣幸。首先我向吴洁同志、陶桓乐同志、左克明同志、林子扬同志致以热烈的祝贺！这次盛会充分体现了党的十一届三中全会所提出进行社会主义现代化建设，必须尊重知识、尊重人才、重视科学技术、重视智力开发、重视知识分子的精神是很有重要意义的。这是党和各级卫生领导对我们最大的关怀、最大的鼓舞，我谨代表我个人，表示由衷的感谢。吴洁同志、陶桓乐同志、左克明同志、林子扬同志都是我们医药界学问渊博、德高望重的知名人士，他们无论在医学理论研究上还是临床实践中，都取得了很大的成就，特别是他们注重医德，也就是良好的医疗作风，给我们树立了学习的楷模，这里我向几位受人尊重的老专家、老教授致以崇高的敬礼。

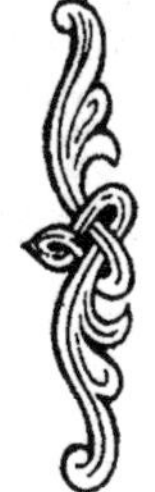

我是一个普通的中医。虽然滥竽医界从事中医临床 50 余年，但学疏才浅，老大无成。此次躬逢盛会，深感盛名之下其实难副，所以自惭形秽，所以受之有愧。

由于我是个中医，我想乘此机会顺便谈谈有关中医政策

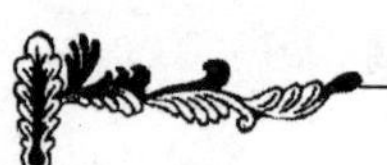

方面的问题，中华人民共和国以后，党和政府高度重视发展中医药学，制定了正确的政策方针，应当肯定中医药事业还是取得了一定的发展，但是“文革”期间，中医药事业遭遇到极为惨重的破坏和摧残，致使中医药形成后继乏人、后继乏术的消沉可虑的状况。在“勿忘团结奋斗，致力振兴中华”的伟大号召下，振兴中医也随之应运而起，去年人大会议又重申了党对发展传统医药学的正确方针，党的十一届三中全会以后，采取了一系列落实中医政策的有效措施，为中医的发展与提高，创造了优越的条件，使中医药事业逐渐走上了健康发展的正轨。

1983 年 3 月，我们崔月犁部长在《中西医结合杂志》上发表了重要文章，文章指出：中西医结合工作是在党中央、毛主席关于“中国医药学是一个伟大的宝库，应当努力发掘，加以提高”的号召下，从我国既有西医又有中医的实际情况出发，根据人民的需要，和我国医学科学发展的规律而逐步发展起来的，实践证明，中西医结合这一方针是适合我国国情、符合我国医学科学发展的客观规律。我们敬爱的崔部长，自到卫生部任职以来，在振兴中医，支持中西医结合上付出很大力气，做了大量的工作，受到了广大中西医药界的拥护和爱戴。

1978 年，中央批转卫生部党组《解决中医后继乏人问题报告》中要求：必须尽快配备得力助手，把老中医的学术经验尽快的继承下来。我自 1970 年 8 月到北京医院中医科工作以来，已有将近 15 年之久了，院领导对我无论是在学习上、工作上以及生活上，都是给了破格的照顾，我是念念难忘的，对于我个人医案整理工作也是颇为重视和支持。在这样优越条件下，可是我在临床上微不足道的点滴经验，直至

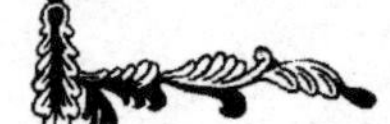

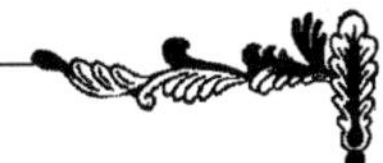

今日都还没有认真地整理出来，这主要是我自己限于水平，限于精力，主观努力不够所致。由于我年老多病，来日不多了，因此我深感遗憾。另外在培养人才方面，我做的工作也很不理想，很不满意，中医科有些青中年医生，他们能独立应诊也不少年了，断断续续的，我对他们也曾教读医书，辅导临床，他们现在都是三四十岁的人了，可是至今他们还没有成长为合格的中医师，我作为一个老中医并且一度担任过中医科科主任，我是有责任的。在社会主义现代化建设的新时期，赋予我们老一辈知识分子的历史使命，就是努力培养人才，做好传帮带的工作，这一点也是我深感内疚的。最后我表示在有生之年一定以实际行动在振兴中医事业上做出应有的贡献，来答谢党给我的荣誉和鼓励。

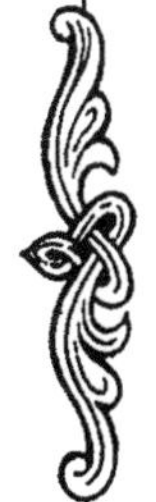

好了，不多讲了，很抱歉浪费了大家宝贵的时间，现在 1984 年即将过去，1985 年即将来临，这里我给各位首长、各位领导、同志们提前拜个早年，敬祝新年快乐！工作顺利！在伟大四化建设的征途中，迎来新的顺利！

魏龙骧

1984 年 12 月 27 日

魏老教我们学古文

魏老讲话，常常因当时的境遇和事件而引经据典，凿然有声。例如说人不必浮躁，庸人自扰，谓为“吹皱一池春水，干卿何事？”又例如当鄙视某些行为不端的人时称他们

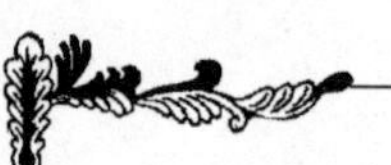

为“鸡鸣狗叫之徒”等等。当我们饶有兴趣地问“鸡鸣狗叫之徒”出自何典时，魏老则微带怒嗔式地笑道：“出自北宋王安石的《读孟尝君传》呀！”随之魏老让我们读《古文观止》，不止一次地说要通读，要诵读。有一次，魏老兴致很高，说：“《古文观止》里，我喜欢唐朝李华的那一篇‘吊古战场文’，有那么一段：‘吾想夫北风振漠，胡兵伺便，主将骄敌，期门受战，野竖旄旗，川回组练。法重心骇，威尊命贱。利镞穿骨，惊沙入面。主客相搏，山川震眩。声析江河，势崩雷电’。你们听，写得多好哇！”是时也，魏老右手拈须，左手比划，两眼发出青年人的光亮，最是让人永远不会忘记的音容笑貌。

其次，魏老知笔者在教育处作副处长，便让我读明朝宗臣的“报刘一丈书”，说当干部绝不应当阿谀“权门”，拿钱攻关，要能“上下相孚，才德称位”。以后，我也经常拿这篇文章与自己的同事和同学们共同赏析。

中华文化的传统，就是陶冶情操。在魏老身上处处展现着中华文化的底蕴，由此塑造一个医生的形象。其实何止于口头上的文章词藻，在魏老家里，最抢眼的是魏老亲自浇水换盆栽插的绿色植物，桌上的文竹、窗台上的龟背竹、地上放着许多叫不上名称的石草，全都苍翠欲滴，而主人的名言是：“吾不养开花的植物”，何等的独特！墙上挂着一幅字画，恐怕是魏老家传旧物，那是清朝郑板桥的六分半书的真迹，字虽不大，堪称精品。可见魏老写字，素有渊源，据说过去卫生部里都知魏老写得一手好字，有人有幸跟魏老练过魏碑。我们却错过机会，没时间再学习这些知识，空留遗憾了。

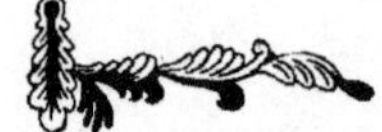

魏龙骧教授学术思想简介*

继承不守旧，重在创新

魏老认为祖国医学源于远古，历经各代，不断发展而成，要振兴中医，首要继承，但非守旧，重在创新。《素问·至真要大论》谓："有者求之，无者求之。"有者求之，继承之意；无者求之，创新之属。一是要认真整理研究中医文献资料，对于古籍经典详加校正、疏义注释，并予熟读深思，领会其理论真谛；二是要把理论研究和临床、科研实际紧密结合，使之相得益彰，同时要整理研究近代老中医医籍及临床经验，掌握其治疗疾病的独特之处。他反对那种理论脱离实践，只强调理论，反对或轻视实践的纯理论继承。更不主张治学只是引经据典，毫无新义的守旧思想。先生常说："勤于古训，重在新义；治学勿以空谈，重在实践。"就是要在继承基础上提出新问题，通过实践，敢于突破、解决新问题，从而不断丰富中医学说内容，提高诊治疾病之能力。先生一生勤于苦读，博览众方，忙于临床，投身保健，未有余暇著书立说，但他有着宝贵而丰富的临床医疗经验及其独特的学术见解，有待于继承整理，发扬光大。

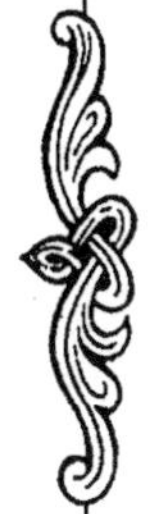

* 此文刊载于《中医药研究》1992年第3期，北京医院中医科张根腾整理。

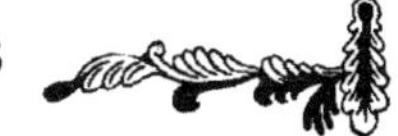

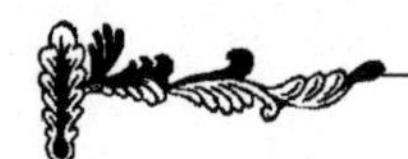

师古不泥古，重在辨证论治

魏老生平所起大症，多以经方加减奏效，本源重在辨证论治。先生言："医圣语曰'观其脉证，知犯何逆，随证治之'，实为辨证论治之先河；仲景'勤求古训，博采众方'，汗用麻桂，吐用瓜蒂，下用承气，和用柴胡，温用桂附，寒用芩连，补气有人参，滋阴有猪肤。至于后世，金元河间寒凉，子和攻下，东垣补土，丹溪滋阴，景岳主火，简言之各有流派，深究诸家并无所偏，所论偏者，执其一说。善学者，融会各家；善治者，尤如量体裁衣，岂能削足适履乎！必须辨证论治，随证遣药；莫执古方，一成不变。选药要精，用量应准，服法当活，将息适时。"例如：魏老在 1976 年 1 月间，曾治一高热患者，年 15 岁，高热缠绵已逾月矣。家住外地，遍治无效，始来京就医，历经多方检查，结果依然诊为"发热待查"。热终不退，大失所望。所持中药处方概为石膏、紫雪、芩、连、银、翘、桑、菊、生地、玄参清热解毒、滋阴之类。未见一方有改弦更张者。

询之，患者初病，周身倦怠，寒热体痛，以为感冒，未曾介意，继后热升，持续 39℃以上，午后犹甚。自是发热必微恶寒，虽时有自汗，但热亦不为汗衰，热甚并不思饮，左耳后有核累累，按之亦不甚痛。脾大 1 厘米，肋下自称有困闷感，心中时烦，不思饮食。1974 年曾有类似发热，投抗生素，体温下降，后加激素强的松热退。苔白，脉弦有数象。

据以上病情分析，此患者证属伤寒，寒郁于表，失于温散，表郁不解，里热未实，故盘踞于半表半里之间，而

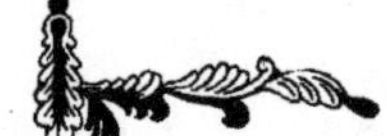

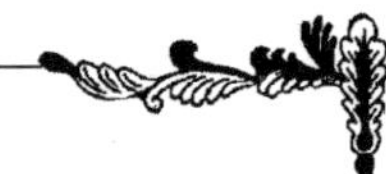

现胸胁苦闷，左耳后有核，少阳经之位也。少阳病，柴胡证，但见一症便是，不必悉俱，施小柴胡汤即可。然微恶寒，知发热虽久，而表证残留未尽，故取柴胡桂枝二汤各半之。柴胡9克，半夏9克，黄芩9克，党参30克，桂枝6克，白芍9克，生姜2片，大枣5枚。6剂后，得微汗，高热顿衰，午后热降至37.1℃左右，汗亦减少，耳后之核亦渐消，胃纳有增，表达里疏，缠绵3月之高热竟告愈。

中西结合，扬长避短

魏老主张中西医结合，他不但虚心吸取西医之长，并接受应用现代科学方法检查治疗疾病，提高对疾病的认识，以补中医之不足；同时也发挥中医辨证论治之优势，以补西医之短，主张辨证辨病相结合，辨证必须识病，识病当要辨证。临床诊治，多以中西互参，病证结合。每诊一病，首先借助于现代医学的诊察手段，明确诊断，同时运用中医学理论辨证立法，施方遣药，既不以某些实验室指标作为辨证依据，又不单靠三指诊脉决断，对不同疾病，运用不同的诊治方法，予以合理的治疗。

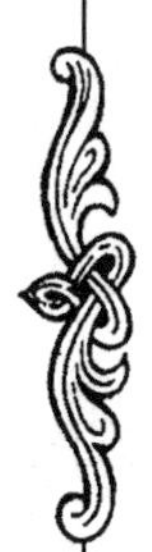

机圆法活，方小药精

魏老临床经验丰富，既能阐发古义，又能灵活应用，其理论源于《灵》《素》，效法于仲景，对温病学大家及东垣、景岳等医家的学术思想精心研究，临床诊治，重在辨证，立法遣药，法度严谨，有常有变，不拘一格，机圆法活，通权达变，用药稳妥，方小药精，疗效显著。如先生曾治一便秘患者，自云便秘六七年，服汤药数百剂，滋阴如麦冬、沙

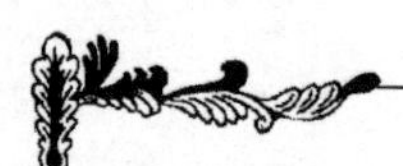

参、玉竹、石斛；润下如火麻仁、郁李仁；泻下如大黄、芒硝、番泻叶；补益如党参、黄芪、肉苁蓉；丸药如牛黄解毒、更衣丸；其他如开塞路、甘油栓等，且常年蜜不离口。然便秘之苦不解。魏老诊之，见心烦易汗出，眠食日减，舌苔薄滑，脉细。此由便秘过久，脾胃功能失调所致。即投生白术90克，生地60克，升麻3克。患者半信半疑，以为仅仅3味又无1味通下药，默然持方而去，但终因大便不得自下，姑且试之，不期4小时后，一阵肠鸣，矢气频转，大便豁然而下，为数年之所未有如此之快者。此后，又继服20余剂，六七年之便秘，竟获痊愈。

擅长内科，颇有新见

魏老一生擅长治疗内科疾病，对多种疾病有其独特的见解，如对水肿病的治疗主张"治水先治气，行气水自利"。先生认为水肿之疾，确与肺、脾、肾相关。祖国医学认为，水肿发病，"其本在肾，其标在肺，其制在脾"。肺为水之上源，有通调水道之能，肺气宣发肃降则"水精四布，五经并行"；脾主运化，水湿以赖之输转；肾主水，职司开阖，全靠肾阳温煦，气化则水行。古方有越婢加术汤、实脾饮、真武汤之类，而魏老临床多主张："在肺者，宣降肺气，通调水道；在脾者，健脾行气，疏通中焦；在肾者，温阳化气，通下利水。至于方剂，或以古方化裁，或以法组方，总则不离其义也。"

对于胃肠病的治疗，魏老重视脾胃，善调气机，固护于肾。先生强调治疗胃肠病："脾宜升则健，胃宜降则和，以调理气机为主，以治肾为本。"如先生1975年间治一患者，男性，33岁。自述腹痛已半年有余，其症绕脐腹痛、喜按

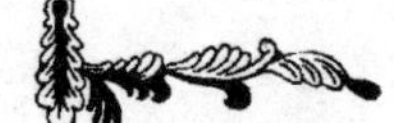

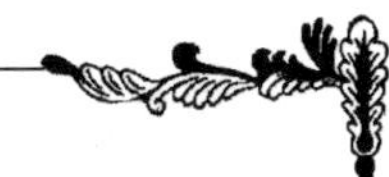

喜温，常屈身以缓之；痛则即有便意，但又不能爽下，下重如痢，多夹黏液，日便多则 7～8 次，少亦 3～4 次。我院内科认为结肠炎、结肠过敏。消炎缓痉之西药屡服不效，所服中药，多为温中化滞、益气健脾香运之品，均无良效。察其舌质淡红，苔薄腻；脉沉细而弦。审此病情，投以四逆散加味：柴胡 15 克，白芍 24 克，枳实 9 克，薤白 18 克，附片 6 克（先煎），海螵蛸粉 4.5 克，甘草 6 克。连服 10 余剂，至今未发而愈。

魏老临床善治老人之疾，先生认为："老年之人，年迈元气衰减，脏腑柔弱，所患疾病虚证者多，纯实证者少，多为虚实夹杂之证。"在治疗上多主张："扶正祛邪，平和调理，中病即止"的原则。如先生曾治一老翁，病后呃逆频发，西医药采用各种办法不效，中医采用针灸、中药，方剂即旋覆代赭汤、丁香柿蒂汤、橘皮竹茹汤等均不奏效。魏老参与会诊，认为年老而病，气虚不足，升降失司，治宜升清降浊。方投蜜炙杷叶 12 克，黄芪 15 克，绿升麻 1.8 克，苦桔梗 5 克，橘皮 9 克，竹茹 9 克，旋覆花 9 克（包煎），白蔻 4.5 克，生姜 4 片。水煎，1 日分 2 次服。

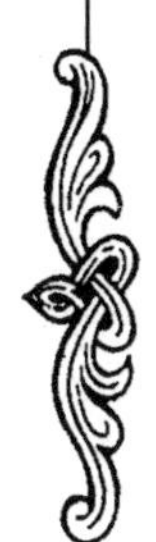

2 剂后呃逆已缓，4 剂呃逆已止，以原方再服 5 剂而愈。

魏老一生治学严谨，一丝不苟，广撷博采，不株守一家之言，诊病用药思路广，临床经验极为丰富。今先生虽年逾古稀，但仍"壮心未已"，为振兴中医事业，为临床医疗保健，为培养中医学术人才，呕心沥血，孜孜不倦，忘我工作。

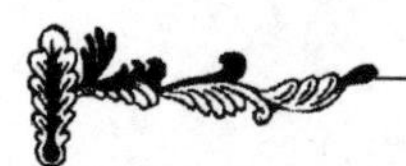

魏龙骧先生特技绝招*

现就魏龙骧教授运用四逆汤加味治疗小儿痢疾寒厥证的经验介绍如下：

小儿痢疾是以腹痛，里急后重，便下赤白脓血为其特征，为夏秋季节小儿多发常见的病症。祖国医学早在《内经》中已有记载，称为“肠澼”；此后《诸病源候论》有“赤白痢”“脓血痢”“热痢”等名称；《金匮要略》又名为“下利”；到金元时期诸医家又认识到痢疾具有传染性，而称为“时疫痢”，如《丹溪心法》云：“时疫作痢，一方一家之内，上下传染相似。”究其致病之因多由外受湿热疫毒之气，内伤饮食生冷，损及脾胃而成。正如《幼科心法要诀》云“痢疾暑湿生冷成，伤气为白伤血红，后重里急腹窘痛，寒热时痢噤口名。”魏龙骧教授认为临床诊治当分其寒热，辨其虚实，又有真热假寒，真寒假热者，应明析之。盖热深厥深之真热假寒者，当用清热开窍透邪外出；若阴盛于内，迫阳于外之真寒假热，或阳气虚衰，邪从寒化而成厥者，应急予回阳救逆。先生常以四逆汤加味治疗小儿痢疾寒厥证，屡获良效。如曾治一女孩，8 岁，发病 4 日，起即神识不清，四肢厥冷，肢端皮肤青紫，两目直视，便下脓血，面色不华，某医院诊为“中毒性痢疾”，曾先后给予氯霉素、磺胺嘧啶、

* 北京医院中医科张根腾整理。

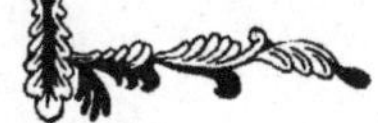

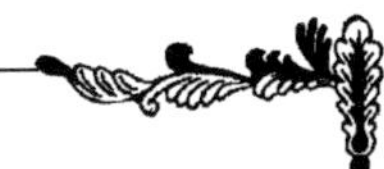

肾上腺素、氢化考的松等静脉滴注，血压仍不能回升稳定，家长及亲属均以为患儿无法挽救，医院特邀先生会诊，诊之身有紫斑，口鼻息细，舌苔白滑，脉微欲绝，此为少阴寒厥之证，急拟回阳救逆之法，方投四逆汤加味：川附片（先煎）9克，干姜6克，当归6克，川芎6克，炙甘草3克，以水浓煎服。

服药后2小时，患儿肢体渐渐复温，血压回升至90/50毫米汞柱，体温37℃，身倦欲寐，唇干苔白，脉缓而大，先生诊之，认为阳气已复，当拟益气健脾之法，方用人参（另煎兑服）6克，白芍9克，白术12克，扁豆衣3克，陈皮6克，藿香6克，佩兰6克，炙甘草5克，水煎服，每日1剂，一周间病情逐渐好转，身上紫斑亦渐渐消退，将息四五日后而痊愈出院。

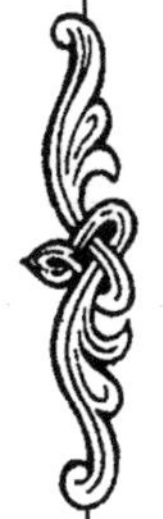

又治一男孩，3岁，因食冷粽子次晨即起呕吐，便下脓血，身热，继而神识不清，肢端不温，面色不华，口唇青紫，体温40℃，呼吸急促，心率160次/分，某医院诊为"中毒性痢疾"，并先后给予吸氧，物理降温，静脉点滴氯霉素、磺胺嘧啶，静脉推注毒毛旋花素K等，疗效仍不显著，特邀先生会诊，诊之患儿时作呕吐，便下脓血，神识不清，呼之不应，呼吸急促，身壮热，肢端不温，唇青面白，舌苔白滑，脉微欲绝，此虽壮热，但属生冷伤及脾胃，邪从寒化，阴盛于内，格阳于外之真寒假热证，若误投寒凉，祸不旋踵，即以四逆汤加味，药用川附片（先煎）9克，干姜5克，白芍9克，当归6克，炙甘草3克，以水浓煎服。

服药1剂后四肢末端转温，神识已清，口唇淡红，体温已降至正常，便下日3～4次，仍带脓血，苔白滑，脉细，

先生再次会诊，认为此虽厥回脉复，阴阳平秘，但正气未复，脾胃虚损，湿浊未尽，拟以益气健脾，理气化湿之法，方用四君子汤加味：人参（另煎兑服）5克，白术9克，茯苓9克，扁豆衣3克，陈皮3克，马齿苋30克，砂仁（后下）3克，甘草3克，水煎服，每日1剂，服药10余剂诸症渐退而平息出院。

按：四逆汤源于《伤寒论》，仲景为治疗太阳病误汗亡阳及少阴寒化证，膈上有寒饮，厥阴阳虚而厥者设，如《伤寒论》云："伤寒脉浮，自汗出、小便数、心烦、微恶寒、脚挛急，反与桂枝欲攻其表，此误也……；若重发汗，复加烧针者，四逆汤主之。""少阴病，脉沉者，急温之，宜四逆汤。""少阴病……，若膈上有寒饮，干呕者，不可吐也，当温之，宜四逆汤。"又"大汗出，热不去，内拘急，四肢疼，又下利厥逆而恶寒者，四逆汤主之。""大汗，若大下利而厥冷者，四逆汤主之。"今魏龙骧教授用四逆汤加味治疗小儿痢疾寒厥证，意仍在回阳救逆，并以加味而兼顾他证，使证治更加贴切，可获药到病除之效。

首例患儿为阴盛寒厥，病深入于血分，拟四逆汤以川附片大辛大热，归经少阴，温阳祛寒，干姜辛热，亦能温中散寒，两药相合，回阳力胜，所谓"附子无姜不热"，相得益彰；炙甘草和中益气，有补正安中，调和诸药之功，《素问·至真要大论》云："寒淫于内，治以甘热"，三药并使，功专力宏，可速达回阳救逆之功；又病重入络，身有紫斑，加当归、川芎活血通脉，改善微循环，并引诸药入血分，药后诸症得减，厥回脉复，即转益气健脾，理气化湿之法善其后而病愈出院。第二例患儿因食生冷食物，伤及脾胃，邪从寒化，阴盛于内，格阳于外，为真寒假热之证，魏师亦用四

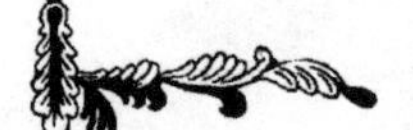

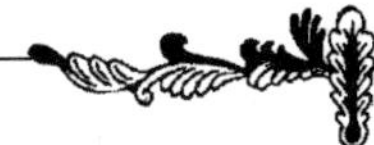

逆汤加味，速达回阳救逆之功，并加白芍、当归意在益阴敛阳，使阴平阳秘，药后诸症减轻，厥回脉复，但患儿仍便下脓血，苔白滑，脉细，此正气未复，脾胃虚损，湿浊未尽，故拟益气健脾，理气化湿之法，方用四君子汤加味，重用马齿苋，解毒除湿，抗菌治痢，虽《本草经疏》有“凡脾胃虚寒，肠滑作泄者勿用”之说，但在益气健脾重剂中用之，可制其弊，图其利，证法相应，法以方传，方以对证，服药10余剂，病愈出院。

此上述二例均为痢疾寒厥之证，一为阴盛寒厥，二为真寒假热证，同用回阳救逆之法，但因病之深浅有异，辨证亦别，故而虽同以四逆汤为主，但加味不同，此是其证，必用是方。魏师云：“熟读《伤寒》，习用经方，贵在辨证，灵活加减运用，每于临证，不可死于句下，拘泥古方，当须究其理，明辨析，主客有分，缓急有别，施法要准，方小药精，即不能投经方概无增损，又不增繁减乱，君臣不分，无视于法度。”

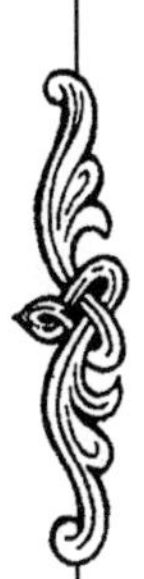